MEDICINA Y FARMACIA TRADICIONAL
EN LA
TRAB EL-BIDÁN
(SÁHARA DEL OESTE)

FERNANDO PINTO CEBRIÁN

© Medicina y Farmacia Tradicional en la Trab El-Bidán (Sáhara del Oeste)
© Fernando Pinto Cebrián
1ª edición
ISBN: 978-84-686-3062-5
Editor Bubok Publishing S.L.
Impreso en España/Printed in Spain

Dedico este texto a aquellos habitantes de la *Träb el-Bidán* (Sáhara del Oeste) que me confiaron algunos de sus conocimientos sobre la historia de sus médicos, su medicina y su farmacia tradicional.

Mi respeto también hacia los que cerraron su corazón ante la insistencia de mi curiosidad al considerarla ajena en todo a su sistema de vida y creencias

"El espíritu santo en cuerpo sano".

"No uses medicamentos mientras tu cuerpo soporte la enfermedad".

"El exceso de cualquier cosa no es nada bueno".

"Un poco de dinero en la fase preventiva es mejor que todos los dispendios durante la enfermedad".

"Mientras puedas no cambies la comida por los medicamentos".

"Resistiendo en nuestras convicciones (religiosas) es como se obtienen los mejores resultados".

"La enfermedad que muestra sus efectos es preferible a aquella que los oculta".

"La austeridad te ayudará y el exceso te fatigará".

Algunas máximas recogidas en la exposición sobre la "Farmacia Tradicional Mauritana", Nouakchot (Mauritania), 1996.

ÍNDICE

INTRODUCCIÓN

Como tal haremos aquí algunas aclaraciones y consideraciones puntuales que nos permitan viajar, con la adecuada comprensión, dentro de la ciencia médica y farmacéutica de la africana y sahariana "tierra de moros", la *Trab el-Bidán*, literalmente Tierra de los Blancos, situada al Oeste del gran Sahara (el gran desierto o la gran nada), en oposición a la *Trab el- Sudán*, Tierra de los Negros (también *Bilad el-Tekrur*).

Espacio geográfico, en el que desde antiguo se define y aplica una medicina y farmacia "tradicional"[1], que abarca, bajo consideración histórica y no política, el territorio comprendido por una pequeña zona de Marruecos, parte de Argelia, de Mali, todo el Sahara Occidental y toda Mauritania[2]; territorio que acoge a los nacidos de la relación, en origen, entre los bereberes asentados con los árabes procedentes del Norte (mezclados también ocasionalmente con otros africanos más al sur), y que permanecen ahora unidos bajo una misma religión, el Islám (*sunnitas* de rito *malekí*), una misma lengua (al margen de otras minoritarias de origen negro africano como el *pulaar* y el *wolof*), el *hassanya*, excepción hecha de los tuaregs que hablan el *thamasheq* o *tamahaq*[3], las mismas costumbres, la misma estructura social en base a la familia (*ahel*) y la tribu (*kabila*), y un estilo de vida tradicionalmente nómada o seminómada en su mayoría.

El calificativo de "tradicional" ajustado a dicha medicina, acogido también por los actuales habitantes de la *Trab el-Bidán* de hoy, apunta a aquella medicina que ha sido construida de generación en generación durante siglos gracias a la transmisión oral (memoria colectiva) de los conocimientos, fruto de las experiencias prácticas, sobre las enfermedades, las picaduras, mordeduras, heridas y fracturas, accidentes propios de la vida nómada en el desierto, a través del sistema de ensayo, error-acierto, vida en la que la búsqueda de la salud, tanto en las personas como en los animales ha sido siempre de absoluta necesidad para poder sobrevivir en tal medio hostil; medicina basada asimismo en el saber de los remedios o medicamentos que, obtenidos en su entorno, han sido dedicados tradicionalmente a la curación de hombres y animales.

Conocimientos y experiencias procurados fuera de las escuelas y universidades de medicina y farmacia tal y como los conocemos hoy ("aquellas de los extranjeros"), escolásticas, no "tradicionales", que, aunque en general las respeten, también son criticadas por los "tradicionales" en algunas de sus historias o cuentos por sus virtudes "inferiores" en comparación con las propias[4].

No ha de extrañar entonces que la medicina "oficial", la "moderna", la "convencional", no sea considerada por los habitantes de la *Trab el-Bidán* como una terapia alternativa a la "tradicional", ya que ambas siguen caminos diferentes aunque el objetivo, la sanación del enfermo, sea común; hay que tener en cuenta que para el *bidán* no hay distinción entre la medicina "tradicional" y la moderna ya que todos los métodos y procedimientos de cura han sido creados por Allah (según el *Haditt* – dicho- del Profeta: *Dios no ha creado las enfermedades sin crear sus remedios conocidos o ignorados*).

Así, la medicina "tradicional" es lo que es sin más y no se buscan problemas de encaje con otras definiciones posibles al uso (naturista - tal vez la más próxima -, homeopática, "verde", etc.) para justificar su presencia al lado de la "oficial".

Una medicina, la "tradicional", que se sigue practicando a pesar del desinterés de algunos, junto a una farmacia que continúa empleando la mayoría, en ocasiones sin acudir al médico, en atención a la existencia de una gran variedad de medicamentos de eficacia probada a lo largo del tiempo (hay quien admite que su fisiología se adapta mejor a éstos que a los venidos de fuera); medicamentos elaborados a partir de hierbas, aceites, productos animales y minerales locales, menos caros que los "modernos".

Aquí hablaremos pues, de esa medicina "tradicional", unida en algunos casos a la veterinaria, y de la farmacia que la acompaña, de los médicos y de su obra didáctica, de la relación de esa medicina con la alimentación y su cocina (preparación de los alimentos), de la religión, presente como elemento de unión entre la salud espiritual y la corporal, y de viejas supersticiones aplicadas a las dolencias que, aunque se digan rechazables, hay quien cree que ayudan a alcanzan la salud.

14

A pesar de lo dicho no hemos de considerar dicha medicina como una entidad única, organizada en un único cuerpo doctrinal habida cuenta de que sólo existe, a pesar de puntos generales en común, la unidad genérica alcanzada por su popularidad y la que cada médico o familia de médicos otorga a su hacer.

Así veremos cómo se emplean algunos medicamentos (vegetales, animales y minerales) como remedios en tratamientos distintos para las mismas enfermedades según nos encontremos en Mauritania, en el territorio del Sahara Occidental (antes Sahara español) o aquel del Azawad o de los moros tuaregs.

De ahí el lector ha de comprender la dificultad de manejo de las fuentes orales, en algunos casos poco abiertas al estudioso ajeno, que es posible hayan inducido algún error y olvido, por lo que pedimos disculpas anticipadas, no obstante, la grandeza de la medicina y farmacia tradicional del nómada de la *Trab el-Bidán* nos obligó a seguir adelante buscando los contrastes necesarios en aras de la objetividad y rigor debidos.

1. LA FIGURA DEL MEDICO TRADICIONAL

A pesar de todos los avances habidos en el campo de la medicina y de la farmacia, en la *Trab el-Bidán*, aquella denominada tradicional, indefectiblemente unida a la farmacia del mismo calificativo, continúa estando vigente y mantiene características similares a las de tiempos pasados gracias a la transmisión oral de los conocimientos médicos y farmacéuticos en el seno de algunas familias a través de su *al-Hakim*, el sabio, el maestro médico de la misma (a la vez sabio y filósofo) y a la buena acogida que su hacer y sus resultados sigue teniendo en la sociedad nómada; sociedad en la que la salud es sabiduría y la enfermedad estupidez.

Así, cada *tebib fi sahara* (médico del desierto) o, en algún caso, *tebiba* o *tabita* (mujer médico)[5], sigue, como sus antepasados, esforzándose, en unas condiciones ambientales adversas, en combatir la enfermedad con sus conocimientos y su fe en Allah, con la diferencia de que ahora han de luchar contra nuevas enfermedades originadas por el aumento de los contactos con los europeos y la rotura de sus tradiciones; enfermedades estas difíciles de detener con los antiguos medios y métodos, de todas formas tales tratamientos siempre ayudan a evitar sufrimientos al enfermo, en ocasiones, de forma inestimable.

Fuera de los médicos de renombre, en el interior del desierto, la medicina era ejercida generalmente por alguna persona de experiencia en el tema, tanto hombre como mujer, conocedor de las plantas, minerales y partes animales al uso, y siempre bajo la responsabilidad de la persona de más autoridad en la familia (*ahel*). Sólo si la enfermedad les sobrepasaba se buscaba entonces al médico tradicional. Por otra parte, si el paciente fuera un niño que ha perdido a sus padres su tratamiento precisaba de la autorización de su tío o abuelo.

El pago por sus servicios se hacía en metálico o en especie (un camello o algo equivalente cuando la enfermedad curada era grave); también antiguamente, si el enfermo moría por tratamiento inadecuado se exigía al médico la deuda de sangre, de muerte o *dia* (aquella que todo un grupo, generalmente una fracción, contraía cuando uno de sus miembros mataba a otro de otro grupo o del mismo; pago basado, en principio, en la ley de Talión, que se cerraba generalmente con una compensación económica).

También antes, a las expediciones guerreras (*razzias*) acompañaba siempre una persona hábil en hacer curas con grasa y fuego, en amarrar los huesos y en la aplicación de todo tipo de recetas tradicionales; su remedios eran trasladados en una caja de madera denominada *batat-yelud*.

En origen, los médicos tradicionales, considerados por ajenos como "curadores" o "sanadores", aprendieron su "ciencia" (análisis de la enfermedad o del daño, del tratamiento y medicamento a emplear) de la propia naturaleza a través de la observación animal y de la propia experiencia por el sistema de acierto-error.

Posteriormente, los conocimientos de los bereberes autóctonos, unidos a otras influencias africanas, establecieron contacto con los de los árabes invasores que traían su propia medicina, ya evolucionada desde la terapia griega tradicional, modificándose entonces parte del carácter naturalista de la medicina sahariana al contacto con el Islam; la medicina sería desde ese momento una forma de sabiduría que integraba todos los aspectos de la vida (lo corpóreo y lo espiritual).

Fue así como a la medicina tradicional de la *Trab el-Bidán*, medicina naturalista en origen, se sumó el carácter moral que le faltaba, relacionándose desde entonces la salud corporal con la espiritual. Asimismo, se suavizaría un tanto la relación entre los sanos y el enfermo ante la obligación religiosa de atenderlos y visitarlos.

De todas formas, cada médico o familia de médicos guarda una forma peculiar de curar a los enfermos según que la base de su ciencia tienda más hacia la medicina de los antiguos fundada en la teoría de los cuatro elementos (aire, tierra, agua y fuego) convertidos en humores corporales (la bilis amarilla, la bilis negra, la flema y la sangre), emplee la Medicina Profética (vía trazada por el Profeta), sin despreciar la medicina de los antiguos, o bien use poderes recibidos de Allah, su *baraka*[6], para curar milagrosamente (puesto en duda por aquellos que, acusándolos de charlatanes, consideran sus sanaciones próximas a la brujería o a la magia). En todo caso, todos analizan siempre estado del enfermo y los síntomas de la enfermedad para determinarla, y luego la tratan con su sistema peculiar teniendo en cuenta la historia de su familia, sus antecedentes, peso, edad, sexo, etc.

Medicina (y farmacia) constituida en sabiduría que integra todos los aspectos de la vida y que, bajo el nombre, dado por ellos mismos, de tradicional (la costumbre hace la tradición), ha tenido y tiene aún una gran tendencia a la simplicidad despreciando la diversidad: aunque no lo parezca, en muchos casos se procura el "remedio milagro", aquel que sirve para todas las enfermedades (se detecta con claridad al analizar sus medicamentos), al menos para las que presentan los mismos síntomas.

Así veremos que a pesar de la existencia de un listado relativamente amplio de ellos, muchos se emplean al mismo tiempo para una gran variedad de enfermedades y, por lo tanto, forman parte de los tratamientos correspondientes (algunos sin confirmar realmente).

Para unos fue la escasez de elementos curativos (plantas y minerales fundamentalmente) en el desierto en comparación con otras regiones del globo, lo que impulsó hacia la simplicidad aludida y, para otros, a sumar a lo anterior, la ausencia de enfermedades (en un mundo lleno de rudeza la mayor parte de las muertes provenían por edad, guerra, accidente, fracturas, mordeduras de serpientes, picaduras de escorpión o de ciertos insectos ponzoñosos) y la obligada austeridad de vida.

Así lo recogieron algunos de los viajeros y náufragos europeos (la mayoría) y americanos esclavizados a finales del siglo XVIII y comienzos del XIX[7]:

. La medicina es muy sumaria, ya que las enfermedades son raras y se vive largo tiempo (Follie, 1785).

. La medicina es casi desconocida entre estos pueblos: los Imam[8] son los únicos depositarios de los secretos de este gran arte (Saugnier, 1791).

. Yo no he visto el menor síntoma de enfermedad y me parece que viven hasta una edad avanzada (James Riley, 1821).

Y así lo confirman también algunos de los ancianos nómadas de hoy (los verdaderos "hijos de las nubes": *nizum* o *mzum*)[9] al apuntarnos que "ahora se está más enfermo que antes"[10] y que "antes sólo (a pesar de que las enfermedades endémicas o epidémicas estuvieran ahí) había que saber sólo de remedios contra las mordeduras de serpientes, las picaduras de arañas y de escorpiones[11], y para curar las heridas y fracturas".

Así no era extraño que, en aquella sociedad llena de austeridad, el enfermo no fuera bien visto ya que su enfermedad provenía del mal: enfermo y enfermedad eran entonces algo maléfico por incomprendida, que, por lo tanto, aquella no estuviera preparada para soportar su carga, y que, en los tiempos más antiguos, se pudiera llegar a abandonar a los dolientes, costumbre posteriormente desaparecida.

Acorde con lo apuntado, sus procedimientos curativos también fueron de lo más elementales (algunos mantenidos en la actualidad); básicamente la higiene (difícil en ocasiones en el desierto), luego, para evitar contagios, prohibición de los contactos con el enfermo y con todo lo que aquel toca o come, los purgantes, la alimentación seleccionada al caso, cauterizaciones con el "cuchillo al fuego" o al rojo ("el fuego es el remedio de todos los males"), muchas de ellas en forma de cruz o aspa[12], sangrías (para hacer salir la "sangre muerta") por medio de incisiones en algunas de las partes a tratar, masajes, ventosas (*hijama*), aspiraciones de los humos de la quema de medicamentos o inciensos, compresas, golpes con ramas o cintas de cuero empapadas en medicamento, e incluso procedimientos para curar el "mal de ojo" y combatir a los "agentes malignos" (enlace de la religión con la medicina) creadores de enfermedades.

Y como apoyo, en caso de necesidad, la utilización de algunos útiles fabricados por ellos mismos como instrumental médico-quirúrgico: martillos de madera, cauterizadores, punzones, etc.

Teniendo en cuenta su tendencia a la generalidad, asignan nombres a todo un conjunto de enfermedades, en ocasiones sin relación entre ellas, lo que hace que haya tratamientos similares para enfermedades diferentes; es el caso del *igendi* que acoge a la afonía, la sordera, las cefalalgias, los cólicos de diferentes tipos, las afasias y el asma, entre otras, también de la *kaha-l-beida* que agrupa a las dolencias agudas del aparato respiratorio; de la misma forma se agrupan las enfermedades producidas por el frio (el peor periodo del año, en cuanto a enfermedades, para el hombre del desierto) o por el calor.

Algunos de los náufragos antes citados recogieron tal simplicidad en sus relaciones o memorias, con detalles bien concretos[13]:

. Los cólicos son tratados por la dieta y el reposo (y algunas "aleyas" del Corán). Las llagas y las

mordeduras son cauterizadas por el hierro al rojo o se pone tierra encima. En caso de dolor de cabeza se aprieta fuertemente la cabeza con una venda. Se curan las enfermedades de los ojos aplicando polvo de la piel de las serpientes (o bien la piel que se coloca como si fuera una venda sobre los ojos y no se tarda en encontrar alivio; así se fortifica la vista que se pierde fácilmente en este país, al estar obligados a dormir a la intemperie).
. A causa de la falta de agua, no hay ninguna higiene y la miseria está muy extendida. Para protegerse se frota el cuerpo con grasa o mantequilla rancia que provoca muy mal olor, sobre todo entre los negros.
. Ellos pusieron fuego sobre mi llaga para detener la sangre, lo que paró el progreso del veneno. Luego me envolvieron la mano con hierbas mezcladas con aceite de tortuga (y asfalto); no tardé en curar completamente.
. El primer día de camino tenía mis pies totalmente ensangrentados. Ellos me quitaron las espinas que tenía clavadas en la planta de los pies con sus puñales y aplicaron luego asfalto y arena.
(Saugnier, 1791).
. Mis piernas eran ya más gruesas que mi cuerpo; se veían muchas heridas abiertas que tendían a la supuración (...), ellos buscaron los socorros que creyeron necesarios; me tumbaron en la arena y entonces, mientras cuatro moros me sujetaban con fuerza, mi dueño me quemó las carnes que rodeaban las heridas con las hojas de cuchillos al

VASO PARA VENTOSAS
Y ESCARIFICACIÓN

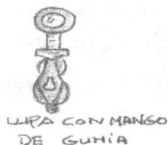

LUPA CON MANGO
DE GUMÍA

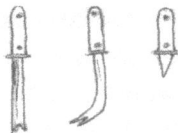

CUCHILLOS PARA
CAUTERIZACIÓN

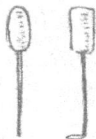

PUNZONES PARA
CAUTERIZACIÓN

MARTILLO DE
MADERA

CUERNO PARA
ESCARIFICACIÓN

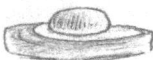

MORTERO DE
PIEDRA

CARACOL PARA
VERTIR COLIRIOS

CONCHA RECIPIENTE

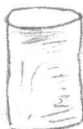

AUSCULTADOR DEL
CORAZÓN DE CUERO

CUCHARILLA

VASO PARA ANÁLISIS
DE SANGRE

CAUTERIZADOR DE
HEMORRAGIAS
ARTERIALES

PUNZONES

"PRENSA" PARA LOS
ANCIANOS Y OBESOS

Instrumental del médico "tradicional" *bidán*

rojo vivo (...). Si uno es mordido por una bestia venenosa, se aplica el mismo remedio.

. Si hay inflamación, se emplean medios refrescantes; cuando el enfermo puede comer, no se le escatima la alimentación, no tomando más que aquella que pueda digerir.

. La oftalmia ocasional por el sereno es también curada con rapidez; ponen sobre el ojo enfermo polvo de las pieles de serpiente y una venda de la misma especie, lo que motiva que busquen acumular pieles de las serpientes capturadas en el cambio de luna.

. Sus tratamientos (se refiere a los moros de los pequeños centros urbanos), *en caso de enfermedad o de heridas, son los mismos que los de los habitantes del desierto".* (Follie, 1785).

. En ocasiones, la orina del camello es empleada como medicina purgativa; se la toma ordinariamente todas las mañanas en ayunas y actúa fuertemente sobre los intestinos. (Alexander Scott, 1821).

Con una medicina así construida y, lógicamente, en atención a la dureza del entorno de vida, poco evolucionada, no nos ha de sorprender que en la actualidad ciertos sectores sociales, ya no tan nómadas, sientan aún cierto temor por el "mal de ojo" (la *nadra*) y otras enfermedades provenientes de los demonios, y que algunos médicos tradicionales y curanderos intenten superar en algunos casos (búsqueda del mantenimiento de su "prestigio popular") a la medicina moderna, y que así se recojan ciertas denuncias a los "engaños" aplicados, no exentos de riesgos, a los enfermos que en ellos confían: medicamentos en base a leche en polvo, goma arábiga y aspirina u otros medicamentos modernos presentados como tradicionales.

De todas formas, eludiendo a los falsarios, la medicina tradicional está ahí y su presencia sigue siendo inestimable a pesar de posibles errores (nunca admitidos), en aquellos lugares a los que la medicina oficial o moderna le es difícil llegar.

Respecto a los médicos saharianos, si bien Auffa fue y es, en la historia de la medicina tradicional de la *Trab el-Bidán* (más en concreto para Mauritania), un hito obligado de referencia, siendo respetado por los demás médicos, éstos, procedentes de familias conocidas por su sabiduría, no desmerecen en nada en cuanto a importancia, ya que también dejaron su obra y experiencia, en algunos casos pionera respecto a los conocimientos médicos y farmacéuticos anteriores[14].

2. EL *UMDA*, LA GUIA MÉDICA POR EXCELENCIA

Auffa (Awfa u Ouva) uld (o ould: hijo de) Bubakar[15] es considerado el "gran médico" (*akbar tebib*), el "médico por excelencia", sabio eminente y teóricamente "padre" de los tradicionales actuales en la República Islámica de Mauritania y, por su influencia y extensión, de muchos de aquellos de la *Trab el-Bidán*.

A partir de él y de su obra el *Umda* (o *Oumda*) se puede decir que nace la medicina y la farmacia tradicional en la "tierra de moros" y, más aun, cuando no se conocen referencias orales u escritas (pueden quedar en meras suposiciones) de la situación anterior.

El entorno familiar, conservador, letrado respetable y religioso ("marabútico"[16]) ya le predispusieron desde pequeño a la oración y al estudio; su padre Bubakar Ould Abdallahi, hombre de fe y dirigente (*Cheikh*: Jefe religioso) de la región mauritana de Trarza, perteneció a una conocida y reputada familia por religiosa y letrada; su madre, Amimetu mint (hija de) Mutteyliya, también tuvo como origen una familia, la *Mutteyliya*, procedente de un medio respetable y religioso.

En inicio fue su padre quien le guió en el Corán y demás ciencias religiosas, y, posteriormente, tras su infancia, viajando de *mahadra* (escuela coránica tradicional) en *mahadra* (también *medersa*) por la región de Trarza, de la que no saldría nunca, reforzó, demostrando gran capacidad de asimilación, sus conocimientos religiosos y de otras ciencias, llegando a convertirse en un gran *mufti* (*imam* de grado máximo por sus conocimientos del Corán y ciencias islámicas), amén de reputado poeta.

Sin embargo, brillaría sobre todo, gracias a la inspiración divina según la tradición oral, en la medicina, ciencia hasta entonces en bajo nivel de desarrollo, que estudió (hay contradicciones en el tema) junto a los *Idawali*[17], ampliando conocimientos con cuantos textos árabes del tema caían en sus manos.

Existe al respecto una leyenda, también de tradición oral, según la cual, Auffa, tras haber terminado estudios sobre ciencias ocultas con el *marabú* Mohamedhen Val Ould Muttaly[18] y encontrándose de viaje en una caravana comercial cayó enfermo de un mal en las manos. Ante tal situación, buscando aislamiento y soledad, se dedicó a la oración durante dos meses, siendo durante esa "cuarentena" cuando Allah atendió a su ruego de recibir un "saber noble" que le permitiera a él y a sus descendientes ejercer su aplicación como medio de vida. Así fue como Auffa, de un día para otro, se convirtió en un médico (*tebib*) sanador de enfermos (*murda*; singular: *merid*) de prestigio hasta su fallecimiento[19] a los 63 años de edad en el año 1300 de la *Hégira*, 1880 de la Era Cristiana.

A lo largo de su vida redactó varias obras de medicina : El *Umda* ya citado, la guía, la base, el apoyo del médico, considerado el "abc" de la medicina tradicional mauritana; *Qauaïd at-Tibb*, los fundamentos de la medicina; *Madjmú*, compilación sobre la terapéutica de los huesos y de algunas enfermedades; *Aurak Tabib*, las páginas o apuntes del médico; *Respuestas a las preguntas de El Hady Uld Mohamdy el Alewi* ; y la *Lista establecida por el médico Awffa de ciertas enfermedades y su tratamiento, en hassaniya para facilitar su vulgarización*[20].

De una forma u otra, los médicos tradicionales mauritanos de hoy en día, considerados por el pueblo de solvencia, tienen un gran respeto por Auffa, y muchos de ellos son considerados de alguna forma, lo sean o no realmente, "alumnos" o seguidores de su escuela, a pesar de la lógica negativa en algunos casos a admitir tal aspecto.

De entre todas las obras citadas, el *Umda* o *Oumdaa* (literalmente, "aquello que da confianza" ; también conocido por el *Omda*), poema que versa sobre la medicina tradicional "mora", es el primer escrito en verso sobre tal tipo medicina que se interesa sobre las enfermedades de Mauritania, y es considerado por la familia *Ehel Auffa*[21], así como por otros médicos de la *Trab el-Bidán*, la base, el apoyo, la guía para el ejercicio de dicha medicina, ya que en el mismo se determinan medidas preventivas, las causas de las enfermedades y sus tratamientos.

El citado[22] comprende 1.182 versos del tipo didáctico denominado *nádem*[23], en un árabe puro y elegante[24], estructurado de la siguiente manera según materias:

. Introducción.
. Principios de la Medicina.

. Capítulo I: De los humores y los temperamentos.

. Capítulo II: Naturaleza de los alimentos y medicamentos.

. Capítulo III: Cosas necesarias para la vida, higiene alimentaria y corporal.

. Capítulo IV y V: Las enfermedades y sus tratamientos, fiebres, enfermedades del cerebro, de la piel, gusano de Guinea, rabia, ponzoñas, masajes, ictericia, fracturas, hinchazones, viruela, rubeola, tuberculosis, pestes; deberes del médico[25]. Concretando, en sus "Principios de la Medicina" establece la relación del médico tradicional con la medicina, las enfermedades y los medios para atajarlas.

Así, el autor dentro de la medicina, que considera dividida en trabajo intelectual y manual, acoge y estudia las diferentes enfermedades, sus causas y agravaciones (aspecto teórico) y explica como la cura se puede lograr a través de las operaciones, los medicamentos y de una alimentación escogida (aspecto práctico).

En cuanto a las causas de las enfermedades señala las tres que considera fundamentales: las que provienen de los "malos temperamentos" que afectan a los elementos simples del cuerpo humano; las "enfermedades innatas" que provienen de una deformación natural; y las "enfermedades hereditarias" provocadas por los "pecados", es decir las epidemias. Asimismo, determina que toda enfermedad, tiene un proceso: su comienzo, su progresión y su regresión, y las clasifica temporalmente en: de corta o larga duración, las primeras suelen ser dolorosas y las segundas menos.

Y respecto a los medios a emplear para la sanación señala que las operaciones (con la mano) son precisas generalmente para algunas enfermedades internas y las deformaciones, sin descartar otros tratamientos; los medicamentos se aplican en todas las enfermedades empleando siempre aquellos que se oponen a su causa, y en cuanto a la alimentación del enfermo ha de ser ligera, sin excesos, para las enfermedades dolorosas, y nutritivas con alimentos para aumentar la grasa corporal en las dolencias de larga duración.

Tras estas disquisiciones generales, en el primer capítulo plantea la filosofía que rodea a la medicina tradicional basada en el conocimiento de los temperamentos y las maravillas de la creación. Inicialmente parte de la base de que la primera cosa creada fue el calor nacido con el movimiento del universo y luego el frio que surge con la parada de aquel; entonces del calor nació la sequedad y del frio la humedad; y de la mezcla de estas cuatro bases los cuatro elementos: fuego, agua, tierra y aire.

Desde esta concepción, concreta entonces los temperamentos (tejidos) relacionados con el hombre al que clasifica de acuerdo con ellos (si predomina la humedad el hombre es blanco-rojizo, si manda la sequedad es más obscuro, si se establece el equilibrio es un hombre grueso, si tiene mezcla de frio y sequedad es delgado, etc.), determinando su carácter y su presencia según las estaciones del año y la edad de las personas; asimismo dichos temperamentos son relacionados con los alimentos que nutren al hombre y las diferentes funciones de los órganos, cuyo desequilibrio crea las enfermedades.

En el segundo capítulo, dedicado a la naturaleza de los alimentos y medicamentos (los más usuales y más eficaces), relaciona los primeros con la naturaleza de la atmósfera (calurosa o húmeda); así hay alimentos cálidos-secos, fríos-secos, cálidos-húmedos, etc., que afectan a la temperatura exterior e interior del cuerpo equilibrando en el tratamiento los cambios de temperatura producido por las enfermedades. En cuanto a los segundos[26], son citados en relación con las enfermedades para las que sirven señalando también otros tratamientos paliativos (ventosas, sangrías, indicando los lugares específicos en donde hacerlas y los días mejores para su aplicación, los baños calientes y fríos, la respiración de vapores, etc.).

En el tercero, al hacer referencia a las "cosas necesarias para la vida" plantea, en relación con la salud, las medidas preventivas para evitar la enfermedad: huir del mal clima, comer lo conveniente eludiendo alimentos de mala digestión, beber algún tiempo después de haber comido (la mejor bebida es el agua dulce, sin olor, sin impurezas, ligera y nada salada), los movimientos buenos para el cuerpo y para facilitar la digestión, las horas a dormir tanto durante el día como durante la noche, evitar las grandes emociones y aplicar todas las medidas de higiene personal.

En el cuarto y el quinto, los capítulos de mayor utilidad para el presente trabajo, enumera y relaciona las enfermedades con sus características, la forma de reconocerlas y el tratamiento que cada una requiere.

En resumen, el autor viene a exponer, base de la ciencia o sabiduría médica, aquellos aspectos que tienen que ver con el ser humano influyéndole positiva o negativamente: lo contenido en el Universo (los caracteres: frio, cálido, seco, húmedo; los elementos: aire: húmedo y caliente, agua: húmeda y fría, tierra: fría y seca, fuego: caliente y seco); lo contenido en el cuerpo (las mezclas: la amarilla, la sangre, la secreción, la negra); y los temperamentos o tejidos. Pasando después a la explicación de las diferentes enfermedades y sus remedios con recetas árabes de tiempos pasados (así se encuentran algunas enfermedades y medicamentos desconocidos en la *Trab el Bidán*).

Del análisis de lo expuesto en sus cuarenta y ocho páginas, atendiendo a las cuestiones técnicas científicas de la época, se deduce claramente que en el mismo influyen en mucho sus lecturas sobre el tema a las que suma su experiencia, que no se ha de dejar de lado; sus citas a los elementos: tierra, agua, aire y fuego (los cuatro elementos de Empedocles), a la humedad, calor, sequedad, a humores y temperamentos, el apunte de algunos alimentos y medicamentos "raros" en el desierto, y , en definitiva, las citas de Galeno e Hipócrates, tomados como base por los estudiosos árabes, a los que señala en ocasiones, nos llevan a concluir lo apuntado.

No obstante fue tomado como referencia a sumar a los conocimientos tradicionales ya existentes por los miembros de su familia y tribu, así como por aquellos, fuera de tal entorno, dedicados también a la medicina tradicional dentro del mundo *bidán*.

3. ENFERMEDAD, RELIGION Y SUPERSTICIONES

Entre la religión y la salud hay una relación muy antigua establecida en la aceptación de que el alivio espiritual coadyuva, y en algunos casos de forma importante, a la curación de las enfermedades físicas en atención a la estrecha unión entre lo material y lo espiritual[27].

Los saharianos de la *Trab el-Bidán*, musulmanes, cuentan, como reglas generales a seguir para la higiene del organismo y como fundamento de su medicina, con versículos concretos del Corán, verdadero "tratado de medicina moral", en el que se recogen, desde un punto de vista religioso, variadas referencias que tratan de los orígenes de la vida, la evolución, la genética y la salud corporal, y, asimismo, con los *Hadiths* ("Dichos") del Profeta relativos a la salud tanto física como espiritual (medicina del alma), cuerpo de la denominada "Medicina Profética", nacida al tiempo que el alba de la revelación islámica. Así, la medicina tradicional antigua se encuentra transcendida y ampliada al terreno de lo espiritual con el Islam.

Es pues en esa base por la que a muchos de los médicos tradicionales, en atención a su profunda formación religiosa, se les considera capaces de "curar" la *nadra* o *meeyá*, el mal de ojo, y las enfermedades que el mismo conlleva.

No obstante, son a los denominados "marabús, a los que el *bidán* suele acudir, en la consideración de hombres santos y buenos, intermediarios entre Allah y los hombres, a resolver, al margen de los males simples, aquellos que la medicina tradicional no encuentra ni explicación ni solución,

De acuerdo con la historia y la tradición, la palabra *marabú*, del árabe *marbüf* con el significado de maestro, hombre de religión y sabio, santo e incluso ermitaño que profesa en una *rábida*[28], procede de los tiempos de los almorávides[29]. Tiempos en los que alcanzar tales cualidades fueron siempre un deseo de la generalidad y absolutamente necesarias en alto grado, además de contar con serios conocimientos sobre las diferentes formas de combatir y una gran capacidad para dirigir a los combatientes en la guerra, para aquellos que pretendían acceder a puestos de responsabilidad.

En la actualidad, la concepción que se tiene del *marabú*, para algunos unido sólo por el nombre a los anteriores, es bien diferente de la presentada; posiblemente la razón o motivo de la deformación evolutiva de tal cambio haya sido el encaje social que posteriormente aceptaron.

Tras los almorávides, cada jefe de tribu *bidán* (en general guerrero sin conocimientos religiosos profundos), contaba como consejero, caso de entrar en guerra con otra tribu por el control de los terrenos agrícolas, las fuentes de agua o la necesidad de alimentos (lo que era habitual en un mundo sin autoridad central), con su *marabú* que vivía acogido y protegido por aquel. Era, en esos momentos, cuando el *marabú*, agradecido y, en ocasiones temeroso, afirmaba, a petición de su protector, que la religión permitía tal o cual guerra y que Allah no castigaría a la tribu por ella (fue entonces cuando nació el proverbio: "Cuando el *marabú* te de su beneplácito se ha de actuar sin dudas y sin temor a nada, sobre todo de Allah").

Posteriormente, terminadas las hostilidades tribales y establecido un nuevo orden en el que los guerreros se transformaron en comerciantes, éstos comenzaron a desconfiar de los *marabús*, perdiendo entonces el prestigio con que habían contado en el pasado. Es el momento de la separación de los *marabús* de las tribus guerreras y de la aparición de las *marabúticas* y del nacimiento de una cierta hostilidad entre ambas (para los guerreros ocuparse de los asuntos religiosos no era un honor y, así, no se podía esperar que recitaran el Corán o dirigieran la oración; para los segundos, los primeros eran criticados porque se apartaban un tanto de la religión que debía conformar la vida de todas las personas).

En la actualidad aún no se ha agotado la diferencia abierta, y ésta, aunque dormida, subsiste de alguna forma en una parte de la sociedad *bidán* que le otorga prestigio en la consideración de su sabiduría, conocimientos y detentar en sus manos un poder misterioso (proveniente de Allah) que le permite ayudar a aquellos que sufren enfermedades delicadas (sobre todo las mentales) y castigar a aquellos que, no creyendo en él, apartan de su lado a los que tienen necesidad de sus cuidados (incluso se cree a cierto nivel popular, aquel que aún cree a ultranza en él, que tal castigo puede ser la pérdida de un ojo, de algún miembro, e incluso la muerte).

Sea como fuere, y dejando de lado a falsarios, que los hay, nadie pone en duda que el *marabú* (algunos un verdadero ejemplo de vida), realiza como mínimo un apoyo moral importante al enfermo, lo que, en algún caso, puede propiciar la curación de algunas enfermedades. Por tanto, a él se acude tanto como "curandero", médico de lo físico, como de lo psicológico/espiritual para aliviar, resolviendo problemas de vida, el sufrimiento de tal índole.

Al margen de la religión, subsisten aún en el pueblo *bidán*, sobre todo en el *badía* (en el interior del desierto), algunas supersticiones, procedentes del animismo anterior a la llegada del Islam, fruto del aislamiento y de las duras condiciones de vida, tocantes al tema de la salud, una de ellas es la imputación a los *djins*, *jinns, yun o yennun* (demonios) o los *gnum*, genios maléficos, habitantes del desierto, de la presencia entre los hombres y el ganado de todo tipo de males, entre ellos las enfermedades. Al respecto hay gran cantidad de historias, cada tribu cuenta con las suyas, que corren boca a boca (*habara*).

Djins que viven en lugares silenciosos, en las ruinas de ciudades o pueblos abandonados (*jelvia*), grietas de las rocas, cuevas y sombra de las dunas, aunque también aparecen en los lugares en los que se sacrifica al ganado, en los mercados, en los alrededores del campamento por la noche y en el lado oeste de las *jaimas* (en el caso de montaje de un campamento o su abandono, los *bidán* purifican el lugar para evitar su posesión por los *djins*). Lugares por los que aquellos que están protegidos con amuletos pueden moverse sin problemas.

Con su poder pueden hacerse invisibles, atravesar muros, volar, provocar tormentas de arena, el movimiento de dunas para cerrar pistas y caminos y cegar pozos.

Se suele decir que el "canto de las dunas" (producidos por los cambios de temperatura y la fricción de la arena) y los torbellinos de polvo señalan su presencia (en general, cualquier señal, hecho o situación fuera de lo habitual y poco comprendido, se considera mal augurio detrás del cual están los *djins*).

Asimismo, pueden adoptar tanto la figura humana como la de cualquier animal, momento en que se afirma que son vulnerables a la acción humana siempre y cuando no se les mire; hay quien afirma haberlos visto como hombres que tienen sólo media cara, la boca en la frente o los ojos en vertical, con cuatro dedos en cada mano y en cada pie, con una sola pierna o un solo brazo o transformados en una bola de fuego.

Se cree que las enfermedades del lado izquierdo del cuerpo son provocadas por los *djins*, aunque el contrayente se sea zurdo.

Hay que tener en cuenta también que los *djins* pueden actuar en grupo, en cuyo caso cuentan con un jefe, el *m'jadan*, reforzando entonces su poder maléfico.

No extraña pues el respeto que el *bidán* les tiene, el temor a que se enfaden, y su lucha contra sus malas influencias a través del pronunciamiento de formulas concretas santificadas al comienzo con el *Bismil-lah* ("En nombre de Alha") al comienzo de cualquier actividad.

Cuando los *djins* toman posesión de algún *bidán* provocándole enfermedades raras difíciles de curar, llevándole a la locura, a la depresión, angustia y rabia o haciéndole estéril, sus allegados, lo llevan al *marabú* cuando consideran que el médico tradicional no alcanza su sanación.

En ese momento el *marabú* actúa para curarle, siempre y cuando el enfermo tenga fe en su sanación, a través del empleo de algunos productos medicinales tradicionales, pócimas y ungüentos especialmente preparados, por inhalación del humo resultante de la quema de algunas medicinas o inciensos (*lebhor*), incorporación de amuletos (*hirst, gris-gris* para los tuaregs), escapularios (*lehyab*), ofrendas, por la vigila del enfermo (*llevad*), sólo o acompañado de otros miembros de su familia o tribu, en la que el *marabú* golpea al enfermo con una rama o unas tiras de cuero empapadas en "Agua del Corán"[30] mientras recita algunas oraciones específicas, y la posterior visita a un santuario (*morabito*) en el que se encuentra la tumba de un santón, sobre todo si, según el decir popular, es milagrosa por ser hombre de *baraka*.

También hay que tener presente la creencia de que existen personas (tanto hombres como mujeres, generalmente ancianas), contra los que también actúa el *marabú*, que mueven a los *djins* a su favor y en contra de otros, provocándoles todo tipo de daños a través de prácticas de hechicerías, son los *emhadem yennun* o *issus*.

Asimismo hay falsos *marabús*, denominados *el-hayiab*, que practican la brujería para hacer daño físico a otras personas, como mostrar a un niño joven o a una embarazada una bolsa de tela conteniendo una combinación de trozos de uña, cabellos, etc. (*esrra* o *esratu*, así denominada por el nudo de la tela) para que el primero o el recién nacido tenga deformaciones (ojos saltones, cabeza contrahecha, parálisis de las piernas, etc.), cuyas actividades son también frenadas por los *marabús* islámicos.

Respecto al mal de ojo, fuerza negativa en la que aún creen algunos saharianos, para producirse precisa de otra persona, el "aojador", que de forma consciente o inconsciente traslada a otra u otras personas todo tipo de males, entre ellos las enfermedades, a través de su mirada; se dice que mira al presunto enemigo con fuerza al tiempo que repite insistentemente la cualidad del otro que le molesta ("tú eres rico", "tú eres valiente", etc.) con la intención de que la pierda y que adquiera cualquier mal en su lugar.

Generalmente se considera que tal tipo de personas tienen mala suerte y viven en el rencor, el odio, la envidia y los malos deseos hacia los demás; si alguien de su familia les reconoce, en la idea de volverles a la normalidad, le cargarán de amuletos con oraciones y buscarán, cuando se descuide, arrancarle un mechón de cabellos para luego quemarlos o estrellarle un huevo en la frente de forma que con el susto desaparezcan sus malas cualidades.

Así, no resulta raro que cualquier adulación tocada de envidia sea tomada en el mundo *bidán* como el anuncio de un posible mal de ojo y que ante cualquier contacto con aquellos que se sabe lo transmiten se aparten de ellos sin dirigirles la palabra, al tiempo que buscan cualquier medio para protegerse, entre ellos, los amuletos preparados por los *marabús* (los médicos tradicionales no los confeccionan) son los más socorridos, así como los *tagudira*, especie de escapulario de cuero o de metal, o los *jayab*, conteniendo textos cabalísticos o coránicos; también se suele emplear el ámbar como medio de protección contra la mala suerte y las enfermedades, así como la pintura corporal con *henna*, el "huevo de antílope" (*biedat el mohor*), piedra bezoar (*bezaar*), de color negro, que se encuentra en la boca del estómago de los antílopes, y el *gatran*, un liquido negro que se confecciona con algunas plantas con el que se untan piezas de cuero (elementos también válidos contra los *djins*).

En el caso de los niños su protección de las enfermedades y de otros daños ha de comenzar desde su nacimiento. A tal fin llevarán a su presencia al hombre más sabio de la tribu, al mejor tirador y a aquel que siempre tiene suerte al objeto de que le toquen sucesivamente para transmitirle sus cualidades que le defiendan de los males de la envidia; también se preparan amuletos a tal fin que han de llevar hasta que superen la edad de cinco años (se dice que si alguien les hace mal de ojo tales amuletos se abren).

Se considera que aquellos que presentan mala suerte habitual, agotamiento crónico, desánimo, tristeza, cambios habituales de carácter, inapetencia, fiebre o algún tipo de enfermedad de difícil sanación, están tocados por el mal de ojo. Hay que tener en cuenta que los niños son los que más sensibilidad presentan a este mal, que les puede enfermar e incluso llevarles a la muerte, transmitido generalmente por mujeres envidiosas o brujas (*sahhare*) o brujos (*saher* o *guezan*) practicando brujerías (*shur*) al efecto.

Para tratar un mal de ojo, en cuanto alguien de la familia o de la tribu detecta al afectado, intentará curarlo mediante oraciones, llevándole al médico tradicional, y si el problema no se resuelve, presentándole a un *marabú*, quien le sanará y protegerá con oraciones y amuletos específicos (algunos contienen jaculatorias, citas coránicas, números cuya suma equivale al nombre de Allah).

En ocasiones, después de ver al enfermo, toma un cordel de un metro de longitud que, con oraciones e invocaciones, lo va doblando en espiral; terminada ésta golpea con él al enfermo en la parte alta de sus brazos tres o cuatro veces mientras continúa con las oraciones (con cada golpe se cree que el mal de ojo pierde fuerza); posteriormente en una parte del cordel se atan siete nudos, cada uno con la invocación correspondiente, y luego se confecciona un collar que se coloca en el cuello o en uno de los brazos del enfermo que debe permanecer durante siete días, después de los cuales debe regresar al *marabú* para que se lo quite y con ello desaparezca el mal de ojo.

En suma, junto a lo oculto de la enfermedad, la dificultad de su comprensión y el temor a la misma, en la *Trab el-Bidán* perviven ciertas supersticiones a las que se culpa de algunas dolencias para cuya prevención y sanación, al margen de que se busque al médico tradicional, se acude a la oración junto a ciertos procedimientos específicos que sólo pueden ser realizados por aquellos especializados en tales asuntos.

4.- LA ALIMENTACIÓN COMO MEDICINA

La sentencia recogida al comienzo: "mientras puedas no cambies la comida por los medicamentos", y aquella otra: "el estómago es la morada del mal (de la enfermedad)", nos indican claramente la importancia clave de la alimentación para la salud en el mundo *bidán*. También a lo largo de la lectura del *Umda* se colige la misma importancia y lo mismo ocurre con los datos recogidos sobre los productos farmacéuticos al incluir entre ellos varios productos alimenticios.

Indudablemente mucho ha cambiado en el desierto (*sáhara*) en cuanto a hábitos alimenticios desde la entrada colonial europea en África y la consecuente y progresiva sedentarización, sin embargo, esa procura de la salud a través de los alimentos sigue estando presente; así, el equilibrio alimentario y la evitación de todo exceso sigue siendo esencial para evitar las enfermedades y una gran ayuda para su tratamiento.

Aquel mundo nómada, hostil, hoy relativizado, estaba marcado por una obligada austeridad en la que había que formarse desde pequeño, para saber vivir en él, en el arte de no tener hambre y no tener sed ("educación en la dureza, en la sobriedad") mediante ciertos protocolos tradicionales marcados por la prohibición expresa (muchos de ellos continúan vigentes[31]), restricciones sociales dependientes de la clase social, del sexo, de la edad o del momento, y a través de los límites religiosos marcados en el Corán y las indicaciones contenidas en la "Medicina Profética"[32], tan referenciada por los médicos tradicionales de la *Trab el-Bidán*.

Mundo en el que los alimentos fundamentales eran la leche y la carne, principalmente de camello, y algunos cereales cultivados en los escasos terrenos de los sedentarios (*graras*); alimentos nada abundantes por lo que la alimentación del nómada sahariano nunca tenía un régimen estable.

La carne (*lham* en *hassaniya*; *issan* en tuareg; si es de buey: *lham el-bgar*, de cordero: *lham el-qnem*, y de camello *lham el-bel*), fresca o seca (*tichtar*; generalmente provisión para el nómada ante la dificultad de hacerse, si no fuera de la caza, de carne fresca), era clasificada según tres tipos de colores: la roja, proveniente del ganado, la negra de la caza (gacelas, de carne muy estimada, y de diferentes aves) y la blanca de las aves de corral de los sedentarios (comerla era considerada por muchos nómadas un deshonor); también había quien estimaba la carne que llevaba alrededor de un mes en estado de descomposición (*magfou*).

Respecto a la caza, cuando se efectuaba (hoy en día limitada por ausencia de piezas y prohibiciones legislativas), había que tener en cuenta que los animales silvestres, dejando de lado las aves, eran de dos clases, una denominada *behnis*: compuesta por los animales carnívoros de los que no debe comerse su carne (el gato salvaje o *gatt*, el chacal o *dib*, la hiena rayada o *sertat* y la moteada o *dabba*), y otra por los hervíboros cuya carne se puede consumir (la gacela o *dami*, el antílope o *mohor* y el avestruz o *náama*).

En cuanto a la leche, se tomaba (y se toma) fresca, cuajada, mezclada con agua y azúcar, transformada en mantequilla y raramente en queso (*lekhtima*), además de su nata; en algunos lugares se vertía leche sobre la arena para secarla al sol y así poderla guardar en reserva (producto denominado *elgaress* que para ser consumido se disolvía en agua).

Los cereales, cuando se conseguían, eran muy valorados por llenar el estómago con poca cantidad y por conservarse durante mucho tiempo en un mundo donde no se conocían los frigoríficos, con lo que pasaban a formar parte de la reserva "estratégica" del nómada, tanto para el ganado como para las personas; cereales que también se solían mezclar con los dos alimentos anteriores, la leche y la carne. En general se consumían bajo la forma de *cus-cus* fino (*bassi*; gránulos redondeados de harina de cualquier cereal molido y luego cocidos al vapor), de tortillas finas (*leksour*), de pan cocido en la arena calentada por brasas (*khoubza*; *kessera* en el mundo tuareg), o bien hervida como sopa, más o menos espesa (*aich*), hasta formar una pasta, en el caso de la harina de cebada (*belkhmane*), asimismo se consumían los granos de mijo (*cherchem*) hervidos.

Dieta general a la que se añadían los frutos que en determinados periodos se recogían: los dátiles (*tamar*) de diferentes tipos y grados de madurez, secos para reserva del viajero, los granos de sandía y otros muchos (*adriss*, *titarek*, *eyzen*, etc., citados con los medicamentos) según regiones y tribus, así como otros tales como saltamontes, lagartos, orugas verdes, zorros (*dhib*).

Hay que tener también en cuenta que cuando la época era mala para la obtención de alimentos (en general por sequía prolongada), las limitaciones aludidas antes para los animales de caza u otras se "olvidaban" por necesidad (austeridad obligada) y se comían plantas y frutos que eran considerados hasta ese momento más propios de los animales o de gente miserable; era el caso de la *azauaia* (Salicornia sp.; de la misma se tomaba su fruto: *anafis*, tal cual, machacado y mezclado con un poco de agua o bien ablandado en agua y luego untado de azúcar), del *gerzim* (Nitaria Retusa; su fruto, *agamis*, era habitualmente consumido por los pastores), el *afzu* (Aizoon Theurkuffii, aizoacea, cuyos pequeños granos sustituían a la cebada), o el *tamat* (Acacia Seyal).

Posteriormente, aun manteniendo hasta cierto punto la alimentación tradicional, se incorporaron alimentos venidos de fuera (en principio de los países vecinos) conformando una cocina (*tehnet*), ahora más de marmita y más completa y nutritiva que la anterior, y en la que la tendencia al exceso, factor considerado de enfermedad, tiene más posibilidades según el entender del *bidán* tradicional. En esta incorporación se ha aprendido la técnica de secar al sol, para su mejor conservación, algunos alimentos como la col, la patata y la zanahoria, entre otros; alimentos cultivados hoy habitualmente en todos los "jardines" de los oasis.

Auffa, y en general todos los médicos tradicionales, dio a la nutrición un puesto de privilegio en sus tratamientos, siendo uno de los primeros en tomar conciencia del peligro que conllevaba no seguir una alimentación equilibrada y no tenerla en cuenta tras las intervenciones quirúrgicas.

En el *Umda* encontramos aseveraciones al respecto (dejando a un lado tratamientos concretos), algunas de las cuales citamos a continuación por su importancia significativa:

Capítulo I:
Los cuidados médicos se aplican con la mano (operaciones), medicamentos o con una buena alimentación.
Has de saber el momento en que comenzó (la enfermedad) y tener en cuenta la alimentación (del enfermo).
Al enfermo agudo se le alivia alimentándolo paulatinamente según sus fuerzas, sin excederse.
Y al enfermo crónico (de larga duración), no subalimentándolo, y alimentándolo con materias grasas.
Capítulo II (dedicado en gran parte a los beneficios y daños de los alimentos, señalando los dañinos y los usados como remedios para la enfermedad):
De los elementos que componen el cuerpo nacen los miembros y dichos elementos son formados por la alimentación.
Y la causa del exceso (aumento que provoca enfermedad) es el consumo de alimentos de tal naturaleza (que rompen el equilibrio en el hombre).
Capítulo III (donde concreta los alimentos que son medicamentos):
Entre los alimentos que tienen la naturaleza del aire, cálido y húmedo, que suavizan lo pesado, el

trigo recientemente recolectado, sobre todo su harina cuando está tostada.

Con el azúcar, se refuerzan los miembros, aumenta la vista y cuida y suaviza los males del pecho del enfermo.

El calor y la sequedad, en equilibrio, y la ligereza, están contenidos en el arroz.

Capítulo IV (continúa con alimentos y sus beneficios para la salud):

(La miel) tiene la naturaleza del fuego; purifica (limpia) el cuerpo de toda humedad (líquido) viciada.

Y el ajo, según Hipócrates, cura el veneno y tiene la naturaleza del fuego, cálido y seco.

Y el higo chumbo, que tiene un carácter (temperamento) medio, cura muchas enfermedades.

Capítulo V (en el mismo determina la importancia de los alimentos en las prescripciones médicas y da algunas normas para que la alimentación sea sana; apunta algunos alimentos a tomar solos o formando parte de medicamentos, así como aquellos empleados en la cura, junto a medicamentos, de las enfermedades contagiosas):

En los dos primeros grados (de los tratamientos; comienzo y final de los mismos) abunda la alimentación (en ellos) y en los dos últimos (estado medio y final) los medicamentos.

Y no se puede prescindir de la alimentación, que hay que equilibrar con la medicación.

Y después viene la comida, y la mejor comida (lo bueno de ella) es no hartarse, ello es beneficioso para el hambriento (esperar a tener hambre y tomar el alimento que conviene).

Y lo que para unos es bueno (se refiere a la alimentación) no lo es para otro según el estado de cada persona (las personas no son siempre las mismas).

Es necesario evitar que alguien coma demasiados alimentos cuya naturaleza corresponda con la propia de la persona, ello puede ser perjudicial para la salud.

Y se debe evitar también comer varios alimentos difíciles a digerir juntos, como por ejemplo la leche de camella y los pasteles de mijo.

Y se han de evitar igualmente los alimentos cuya naturaleza corresponde (está compenetrada) a la del aire, cálida y húmeda.

Cuando se tiene hambre, se debe tomar antes (de comer) cualquier alimento líquido, ligero y dulce.

Y se debe beber únicamente algún tiempo después de haber comido (cuando se disuelve el alimento), salvo cuando no hacerlo puede ser perjudicial (para aliviar el daño que pudiera hacer algún alimento).

Y respeta el régimen (dieta) que puede servir (para curar) sin medicamentos, y evita lo contrario.

Y si el convaleciente está fuera de la enfermedad, pero aún no ha completado (recuperado) su fuerza hay que alimentarlo suficientemente con una buena dieta".

Y cuando la enfermedad es corta darle menos alimentos.

48

Y se aconseja cuidar al convaleciente a través de la comida, el trabajo y el aire.
Y el vinagre y la banana (batida) es alimento con el que Allah cura a quien desea.
Y para los gusanos del vientre se deben a tomar alimentos crudos.
Se cura (el exceso de orina) comiendo y bebiendo el líquido de garbanzos remojados en vinagre durante tres días.
Se cura (la fiebre de la enfermedad) con sidra y azúcar y jugo de dos granadas, tal como se prescribe.
Y al que sufre ligereza de cabeza se le alimenta con leche, azúcar y trigo".
"El mejor alimento (para el tratamiento de la peste) es la cebada debido a que elimina lo sanguíneo.
El alimento es beneficioso para la necesaria energía y evita la madurez de las mezclas del mar.
Debe (el médico) caracterizarse por su justicia, resistir (lo injusto) y aconsejar en todo, por su inteligencia y firmeza acostumbrado a aligerar las incomodidades y los alimentos.

Finalmente y como complemento, relacionamos, escapando lógicamente a la profundidad de un libro específico de cocina, fuera de nuestro tema actual, algunas de las recetas tradicionales en la *Trab el-Bidán*, unas ya abandonadas y otras en las que se mezclan productos antiguos con otros adoptados como propios y que, según algunos, están haciendo perder la identidad alimenticia al pueblo *bidán*:

. Afso o Afzu

Comida en el antiguo Sáhara español ahora abandonada; se buscaba una planta de dicho nombre (de forma parecida al pulpo) y que es abundante en dicho desierto y en el Sur de Marruecos; recogida se la dejaba secar, luego se trituraba en el molino de piedra (*erha*) y se pasaba el polvo resultante por el tamiz (*garbal*); con dicho polvo junto con agua (*el-maa*) caliente y grasa o aceite se confeccionaba una papilla de alto valor nutritivo ("alimento muy fuerte").

. Abragat

Un *aich* preparado de granos de sandía molidos.

. Aich

Plato que se puede confeccionar tanto con cebada como con trigo, mijo u otras harinas; para prepararlo se hierve agua con sal en una olla y se va incorporando la harina elegida poco a poco sin dejar de remover con un palo grueso al efecto (*atach*) o con una cuchara de madera (*masaasd* o *murkhaia*) hasta que espesa, luego se deja al fuego durante unos treinta minutos hasta que se seca todo el agua, momento en el que se saca la olla del fuego. Este pastel es considerado un viejo rival del *cus-cus*. En la región mauritana de Trarza, el *aich* adopta la forma de tortas de mijo que se toman regadas con leche, y al Este del país, en la región del Adrar se prepara en base a *voundi*: especie de semillas de sandía. También se incorpora a la masa carne seca bien picada, casi polvo de carne, o carne fresca añadiendo cebolla; o bien se prepara como dulce substituyendo el agua por la leche y añadiendo azúcar.

. Aleko (tuareg)

Bebida reconstituyente compuesta de la mezcla de dátiles secos sin hueso machacados con queso seco y agua; en ocasiones se le añade mijo.

. Al Moujari

Un tipo de *cus-cús* de mijo que se riega con salsa de carne, con mantequilla rancia o crema de leche batida.

. Aroumay ("color del camello")

Aich más arroz.

. Avrakane

Pequeñas sandías cortadas en trozos y secas, luego cocidas con semillas de sandía trituradas.

. Banava

Ragú de patatas y de carne al que se le añade, en algunos casos, tomate, legumbres y cebolla.

. Belakh

Mijo triturado cocido con carne.

. Belgman, Belgoman o Bulkman

Plato propio del antiguo Sáhara español y de la región del Adrar en Mauritania; se sigue preparando hoy día en base a cebada, primero frita, luego molida y limpiada de impurezas, leche de cabra o de camella, y grasa de cabra o aceite; mezclado todo con agua, menos la grasa, se abre un hueco en su centro (*nag-a*) donde se introduce la grasa o el aceite y la leche, se remueve todo y se hierve para preparar una papilla. En general se emplea más como desayuno que como comida o cena.

. Bichne

En el Sáhara Occidental, especie de "gofio", similar al tradicional canario, preparado con harina de maíz tostada; en ocasiones también se añaden otras harinas.

. Candria

Té con leche de camella o de cabra.

. Cus-Cus o Kus-Kus:

Sémola de trigo confeccionada por las *berramas*, mujeres dedicadas a ello, en base a agua y harinas de diferentes tipos hasta conseguir las pequeñas bolitas constitutivas del *cus-cus* que, cocinadas, constituye uno de los platos más tradicionales. Primero se muele el grano por medio de un molino de piedra compuesto de dos platos superpuestos y unidos por medio de un eje central de madera (en el inferior se deposita el grano y el superior, de mayor peso, se hace girar sobre este por medio de un asidero lateral), luego humedecida la harina ligeramente se va moviendo a mano hasta ir formando las bolitas antes citadas (se emplea un cedazo, para ir extrayendo el *cus-cus* de la medida exigida), y luego se cocina al vapor regado con caldo de legumbres y se come con carne (también se toma con leche, *cus-cus lathiri*).

En ocasiones se le suele añadir como especia hojas picadas de *taguía* o *taguet* de Baobab o *teidum* (escasamente encontrado al Sur, cerca del rio Senegal) o de *erak*, otro árbol; especia conocida genéricamente por *lalú*.

Si el *cus-cus* es de harina de mijo recibe el nombre de *cus-cus ezraa*, si de trigo *cus-cus elkham*, si el trigo es pequeño y amarillo, *cus-cus teghalite* (Mauritania) y si es de trigo grande y rojo (Mauritania) o de maiz tostado (antiguo Sáhara español), *cus-cus bichne*; también hay *cus-cus* preparado con cebada y mijo (éste, cuando es regado con salsa de carne, se toma con mantequilla rancia o crema de leche batida recibe el nombre de *al mujari*, y se suele tomar durante el día).

Hay que tener en cuenta que algunas zonas o regiones se caracterizan por la confección de un *cus-cus* especial, es el caso de los dos Hods de Mauritania donde se hace un *cus-cus* grueso denominado *engamu*.

En el antiguo Sáhara español el cus-cus es más fino que en Mauritania.

En toda la *Träb el-Bidán* se come como plato único, frio o caliente, o acompañando a otros platos.

. Cherchem

Mijo (*zrah*) más carne (utilizado también como medicamento).

. Dhak L´taraf ("lo que tú conoces")

Arroz (*mâru*) con harina (*dgig*) de mijo.

. Djaga

Cus-cus fino al que se le añaden hojas de judías, semillas de sandía (*semban*), de melón de agua y carne.

. Dsem, Tamart en tuareg

Mantequilla fabricada batiendo la leche (generalmente de cabra o de vaca) introducida en la *chakwa* (recipiente fabricado con la piel completa de una cabra o cordero cerrada por el cuello y las cuatro patas), lleno en sus tres cuartas partes; normalmente la *chakwa* es sujeta con cuerdas a un pequeño andamiaje de ramas para facilitar su balanceo adelante y atrás; al cabo de unos quince minutos se produce la primera mantequilla. Se suele tomar fresca (*zebde*) acompañando a los dátiles.

. Encha o N´cha

Conocido con tal nombre en el antiguo Sáhara español y como *enche* en Mauritania. Sopa preparada con cebada, trigo molido o gofio y aceite. Se considera buena para abrir el apetito, por ello se suele emplear para engordar a las jóvenes.

. Etay o Echay

Té; se toma sólo o acompañando cualquier comida. Obligado ante una visita. Siempre se toman tres vasos, el primero se dice que es amargo como la vida, el segundo dulce como el amor y el tercero suave como la muerte.

Se prepara con té verde, menta fresca, azúcar y agua; se pone el té en la tetera (*abarrad*) y se echa en ella un chorrito de agua hirviendo y se mueve para "lavar" el té; a continuación, tras tirar el agua del lavado, se pone la menta lavada y aplastada con las manos para que proporcione más sabor, se echa el azúcar "pilón" y el agua hirviendo (dependiendo del tipo de cocción el té será más ligero o más fuerte).

En el antiguo Sáhara español los miembros de la tribu *Erguibat* suelen tomar cuatro; el último se llama el té o el vaso de Sid´Ahmed Erguibi, el "abuelo" de dicha tribu.

Los tuaregs, en ocasiones añaden al mismo *takamezut* (Tenarium folium) para aromatizarlo o algunos granos de pimienta para reforzar su sabor.

. Evechaye

Cocido simple o asado sobre las brasas de carne de cordero, con su hígado y patas.

. Ezrig o Zrig

Leche de camella, agria o fresca, mezclada con agua y azúcar. Bebida de ofrecimiento a los visitantes en un cuenco de madera (*kadah* o *gedhas*).

. Garis

Bebida resultante de dejar reposar la leche en la *chawka* en la que se fabrica la mantequilla.

. Gossi o Mehra

Arroz cocido en agua con sal y que luego se prepara con leche cuajada y azúcar. Sin sal, denominado *guchi* o también *sumbi*, es consumido para tratar la diarrea (*elleyé*).

. Habog´ni

Mijo entero triturado tras haber sido cocido con azúcar.

. Habús, Taguella en tuareg

Pan aplastado en forma de crepes confeccionado con harina, agua y sal en la arena calentada con brasas.

. Igjane

Cabezas de mijo que tras el machacado, son cocidas en agua y se riegan con leche cuajada cortada.

. Jubza

Pan consumido en el antiguo Sáhara español y en el norte de Mauritania. El mismo se prepara con harina de trigo y sal; preparada la masa se tapa con tela hasta que se hincha un poco, después se unta con aceite y se introduce en el *hod* (horno con fuego de carbón vegetal por abajo y por arriba). También se cuece en la arena con carbón vegetal por encima.

. Khayloutt

Alubias más granos de sandía machacados y mijo.

. Kourane

Mijo cocido con carne.

. Ksour trab o Ksara

Pan cocido en la arena al que luego se le añade salsa o jugo de carne (*ma el-lham*).

. Leben, Lben, Lehelib, o Kandra

Leche; la de camella o de cabra la más corriente. Con ella se prepara el *zrig*: en un cuenco de calabaza se mezcla leche de camella (u otra) con agua y azúcar (esta bebida es ofrecida como norma de cortesía al visitante a la *jaima*).

. Ludek

Plato preparado con la grasa de la joroba (*edriwa*) del camello; se corta ésta en trozos pequeños y se introducen en una olla puesta al fuego sin agua hasta que se derriten; transformada la grasa en líquido se saca la olla del fuego y se deja enfriar; la masa sólida blanca resultante se emplea como acompañamiento en todos los platos menos con el *mechui*.

. Mârou

Arroz; cocido acompaña a diferentes platos. En el antiguo Sáhara español se prepara también con leche y grasa de cabra.

. Mârou ua Elham

Arroz cocido con carne y alguna legumbre (plato habitual tras la sedentarización).

. Mârou ua Elhut

Arroz cocido acompañado de pescado previamente preparado con caldo del mismo (plato también habitual del sedentario; en Mauritania tradicional en la zona del rio Senegal).

. Mârou ua Edlakhan

Arroz cocido con alubias o con semillas de sandía; los elementos citados substituyen a la carne o al pescado cuando faltan.

. M´Berbelli

Pequeñas sandías con judías y granos de sandías triturados.

. Méchui

Carne (*lham*; *issan* en tuareg) asada al fuego (con o sin *briach*, parrilla) o cocida al horno o *hod* (*kouzou-nouzou*); también se prepara envolviendo la carne en papeles gruesos y cubriéndola luego con brasas, o bien introduciendo la carne en la arena, tapándola con la misma y encima brasas de carbón vegetal.

. Mucharán

Tripas y grasa atadas y luego asadas.

. R´quid

Pastel de *igjane* sin carne.

. Tajine o Atagin

Carne asada o cocida con patatas; también hígado (*kebda*), joroba (*dhourwa*) y las últimas vertebras del camello (*elvelka*); este plato es utilizado como aperitivo). La carne también puede ser de vaca (*begra*) o de pollo (*díke*).

. Terchagh

Aperitivo tomado antes del té compuesto de cacahuetes, galletas o pan y pescado seco en pequeños pedazos.

. Tiabuyene

Arroz con pescado y algunas verduras.

. Tichtar

Carne cortada en pequeños trozos y luego secada al sol (otros la secan a la sombra) sin sal, en general es de camello o de gacela (la preferida y rara de encontrar en la actualidad), también se prepara con carne de vaca, considerada buena por la cantidad de su tejido graso, de cabra y de cordero. Para la preparación aludida, cuando se mata al animal se cortan de una parte gruesa de su carne largas tiras que luego se cuelgan de las ramas de un árbol durante tres o cuatro días. Se come tal cual para lo que es preciso tener una buena dentadura a pesar de ablandarla con la saliva, con *ludek* (tocino o grasa de la joroba del camello), *zabda* (mantequilla), reblandecida con leche o agua y guisada con caldo. Es un alimento importante para los viajes por su escaso peso, su alto grado de conservación y su capacidad para llenar el estómago (es suficiente dos o tres pedazos para matar el hambre), el único inconveniente es que da algo de sed. En las zonas de costa también se prepara un *tichtar* con pescado.

. Tidgit

Tichtar triturado y luego ligeramente cocido con tocino de camello.

. Tmar

Dátiles; frescos se suelen servir con mantequilla (*zebda* o *esbell* si es de leche de camella) o en su caso grasa animal, servida aparte, para untar; se toma como plato rápido y se ofrece al visitante como muestra de respeto.

. Zamit

Plato típico del antiguo Sáhara español preparado con agua fría o caliente de forma similar que *el belgman*; se toma para desayunar y también antes de tomar el té.

5. LA FARMACIA TRADICIONAL

En el desierto, los remedios para tratar las enfermedades, tal y como hicieron sus antepasados, son encontrados en los tres reinos de la naturaleza: el vegetal, el animal y el mineral; citados por orden de prelación en cuanto a la cantidad de medicamentos base extraídos de cada uno de ellos.

Por otra parte, no hay de personas que, dedicándose profesionalmente al cultivo de las plantas consideradas medicinales o a su procura en el desierto junto con los minerales o animales de aplicación médica, pudieran ser llamados farmacéuticos tradicionales.

Desde que se tiene memoria sobre el asunto, ha sido siempre el mismo *tebib* el que se ha preocupado de ello de acuerdo con sus propios conocimientos mediante el cultivo en "jardines" o la recolección. Cultivo y recolección que requieren ciertos conocimientos, tales como saber de la naturaleza del suelo donde la planta crece, el clima al que la misma está sometida durante su crecimiento, su ciclo de vida y el tipo y naturaleza de los abonos, todo ello en atención a que los elementos químicos que la convierten en medicinal varían de calidad y cantidad de acuerdo con los parámetros expuestos.

Tal hecho ha sido siempre así hasta nuestros días, aunque se hayan abandonado algunos de aquellos "jardines", ya que el conocimiento del propio medio junto a las tradiciones orales antiguas sobre el mismo mandan a pesar de guiarse también por textos ajenos a su cultura, de forma que la suma de otros recursos provenientes de fuera -no siempre correctamente aplicados- no se descartan

Por otro lado hay que destacar que esa cultura propia, necesaria, de adaptación al medio -éste menos uniforme de lo que se cree- junto con las dificultades en las comunicaciones, originaron que la unificación de criterios en cuanto a medicamentos y tratamientos, a pesar del seguimiento común de la Medicina Profética y de otros textos conocidos por todos los médicos tradicionales, no haya sido conseguida del todo y que, en consecuencia, podamos encontrar algunos medicamentos que son utilizados de forma diferente y para diferentes enfermedades por los habitantes de la *Trab-el-Bidán*.

Lo mismo ocurre con los sistemas básicos de preparación del medicamento en base a las partes elegidas de la planta (flores, frutos, hojas, ramas, corteza y raíz): en crudo, cocinado (sólo o con otros alimentos), obtención de su jugo, de su látex o goma, preparación de jarabes, decocción, infusión (el más alto porcentaje de preparación), maceración, obtención de su extracto, trituración a polvo, extracción de su aceite, quema para obtención de sus cenizas, mezcla con otros medicamentos (vegetales o minerales) o líquidos a modo de *dzrik* (agua, leche, zumos), confección con ellos de cremas, pomadas y emplastos para apósitos o compresas, empleo del humo de su quema o el vapor de su cocción para aspiración, y lavados o baños con agua que contiene el medicamento.

A continuación, por orden alfabético, citaremos aquellos procedentes de las tres medios aludidos, que, de fuentes orales apoyadas con algunos textos autóctonos, hemos podido recopilar (se considera, según fuentes sobre el terreno, que el número de los empleados es alrededor de los trescientos y que los médicos aseguran que aún quedan muchos por descubrir).

Recopilación que en algunos casos no ha sido nada fácil ya que los *tebibs* guardan con celo el conocimiento de los mismos así como el de sus "ventajas médicas" para las enfermedades que combaten, y a que, en el caso de hablar de ellos, no suelen concretar la medicación específica, simple o compuesta, ni la cantidad a prescribir para cada enfermedad ni el número y momento de las tomas ni la duración del tratamiento en razón a que, según sus palabras, dicho tratamiento depende de cada persona, si es hombre o mujer, de su edad, si es gordo o delgado, del grado de intrusión de la enfermedad, de sus efectos, de otras afecciones que pudieran estar actuando, enfermedades anteriores, etc., y del grado de "fuerza" que el medicamento tiene para el organismo en general, para un conjunto de órganos determinados o para un órgano concreto, asunto también variable según la persona a tratar. Es por eso por lo que siempre hay que contar con los *tebibs* ya que el empleo de un medicamento sin más por cualquier ajeno puede ser peligroso.

Por otra parte, sólo aparecerán en negrita los nombres de los conocidos en árabe *hassaniya*, en *tamahaq* tuareg, o los admitidos por los *bidán*, siguiendo la vocalización más aproximada, aunque sean provenientes de otras lenguas; aquellos empleados fuera de lo dicho no serán resaltados de esa forma.

Asimismo, como se podrá constatar, algunos medicamentos y alimentos vegetales tomados como tales proceden de fuera del desierto donde se ubican tierras con fertilidad para su cultivo.

1.- Aasel (Miel)

. Producto extraído de las colmenas de las abejas.

. En Mauritania es recomendada para todas las enfermedades en general y para las enfermedades del frio y para el pecho (respiratorias); aplicada sobre los ojos quita la "obscuridad" (dificultades de visión); así mismo, cura los efectos nocivos de algunos medicamentos y es un buen alimento para los niños.

También forma parte, en general como soporte, de muchos ungüentos o pomadas; es el caso de la mezcla con sal, azúcar y carbón vegetal en polvo, empleada como pasta dentífrica para limpiar los dientes cuando amarillean. Pura se toma para tratar los olores nauseabundos de la boca provenientes del estómago. Con leche maternal se prepara una especie de colirio para tratar las heridas oculares; también mezclada con excremento de vaca, leche materna, saliva y sal se usa para la extracción de elementos extraños introducidos en los oídos.

Mezclada con grasa y azúcar se emplea para tratar el asma (receta popular).

2.- Abara (Pterocarpus lucens Lep

. Arbusto (*nebbeyt*).

. Empleado por los mauritanos contra la diarrea (*elleyé*).

Del mismo se utiliza la corteza en infusión.

Las hojas se toman en las salsas y se comen como las legumbres.

3.- Acacia siegerina

. Árbol (*sdar*).

. Empleado en Mauritania para tratar la blenorragia, el catarro y la bilarciosis.

Se utilizan las hojas, la corteza y la raíz.

Con las hojas se preparan infusiones y decocciones con la raíz.

Su corteza mezclada con agua y azúcar se toma para tratar las enfermedades del calor.

4.- Achram o Achrem (Acacia ataxacantha)

. Árbol.

. Empleado en Mauritania contra la sífilis, la úlcera y los males dentales.

Se utilizan las flores, las hojas y la raíz.

Se mastican directamente o bien se prepara un extracto de las hojas.

5.- Ades (Lens. esculenta)

. Vegetal.

. Empleado en Mauritania contra la tos y la anemia.

Del mismo se utilizan los tallos y la corteza.

. Se come directamente o bien en infusión.

6.- Adlegan, Adlagan, Nebé o Yolban, Aiach, Hanbal, Aubia o Suga (Vigna unguculata)

. Vegetal (legumbre).

. Empleado por los médicos mauritanos (medicamento fresco y seco) contra las enfermedades cardiacas, para regular la presión arterial y los trastornos digestivos, la falta de hierro y contra la acumulación de lípidos.

Del mismo se utilizan las semillas de sus frutos (alubias), las vainas de éstos y las hojas.

Las semillas se han de comer solas, tostadas o preparadas como el arroz al menos una vez por día.

Las vainas con las semillas cocinadas como las legumbres en el *cus-cus* o en la salsa de la carne.

Las semillas trituradas con las hojas de la *talha* (Acacia radiana) se aplican contra las dermatosis alérgicas.

Asimismo cocidas sirven como alimento, fortaleciendo el cuerpo, y para tratar la bilis y la diabetes.

Si se prepara como harina, ésta es buena para curar las enfermedades del esputo negro, y con grasa, para tratar el esputo amarillo.

También las semillas, cocidas, solas o con carne, son un buen alimento; también se comen las cáscaras (vainas) asadas (*shakt*).

7.- Adriss, Adress o Becham, Dels (en árabe)
(Commiphora africana Rich)

. Árbol espinoso (de 3 a 5 metros de altura) perteneciente a la familia de las leguminosas (burseráceas). Especie integralmente protegida en Mauritania por Ley n° 97-006 del 20.01.97, relativa al "código de caza y de protección de la naturaleza" (ley que contempla, dentro de la protección de la flora, la regulación de la recogida de productos medicinales de las plantas).
. Empleado contra la esterilidad masculina, los trastornos digestivos y enfermedades de la piel, favorece la orina. Con la goma secretada por el árbol (resina olorosa denominada "goma de bálsamo"; *gater*: gota en *hassaniya* o *un nas*; también conocida en África por *bdellium*), se secan las heridas, se cortan las hemorragias, se limpia el blanco del ojo, se cortan las lágrimas y el sudor, así mismo favorece las reglas de la mujer; con sus ramitas se limpian los dientes.
Del mismo se utiliza la corteza, la raíz, las hojas y la goma.
La corteza se emplea en ralladura, la raíz y las hojas en decocciones.
Sus ramitas sin hojas son empleadas como *mesuaq* o *mesuak* (plural *emsaaniq*), palitos que masticados por una punta y tras formar una especie de escobilla son empleados para la limpieza dental. De entre todos los posibles es el más apreciado por los *bidán*; tiene sabor a agua en el que se han bañado manzanas peladas y olor a verde húmedo

(un proverbio saharaui dice: "No hay sabor sino en las hojas y ramas tiernas del *becham*").

Para otros, las simientes comidas con grasa fortalecen el cuerpo; también, de su núcleo grasiento se extrae aceite. Así mismo, su goma (blanca y espesa al salir de un corte, luego roja o negra al secarse) tiene variadas peculiaridades medicinales: si se rellenan con ella las heridas con pus, la goma se "come" las carnes muertas ayudando a la cicatrización; también se sacan con la goma, espinas y púas clavadas en la piel; asimismo se emplea para curar las diarreas tomando con leche lo que se coge de la goma en polvo con tres dedos (siempre bajo control médico).

. En el Sáhara Occidental, antes Sáhara español, se emplea la goma del árbol para evitar el dolor de las caries taponando las mismas con ella. Asimismo, añadida a una comida de carne con ajo, dada al paciente una vez al día, ayuda a curar la ronquera.

8.- Afalayit, Afalachit (Cassia itálica)

. Arbusto con hojas suculentas y frutos en forma de vaina.

. Los saharauis la emplean, triturando sus semillas para atender diversos problemas oftalmológicos, entre ellos las cataratas. Asimismo, sus hojas, machacadas con aceite o cualquier grasa hasta formar una pomada, se emplean para tratar los dolores reumáticos de las piernas. También las hojas, solas o bien machacadas y mezcladas con agua, leche o sopa de cebada, son utilizadas para facilitar la digestión, como purgante, para evitar parásitos intestinales y paliar los dolores de estómago.

9.- Afarfar, Afrar, Afernan o Afrenan (Acacia albida)

. Árbol. Especie integralmente protegida en Mauritania por la Ley nº 97-006 del 20.01.97. En el Sáhara es una planta un tanto escasa

. Empleada contra el catarro, la gripe, las enfermedades renales, como ayuda en los partos difíciles, las nauseas, neumonía, psiconeurosis, fiebre y enfermedades cardiacas.

Del mismo se utilizan los frutos, la goma (resina), las hojas, la corteza y las cenizas de su madera.

Para el tratamiento de la gripe, el catarro, la tos y los dolores del pecho, se prepara extracto de la corteza mezclado con aceite de palma (*dendé*); para las nauseas se cuecen las raíces empleando el agua resultante; baños calientes con agua que contengan raíces para combatir la neumonía; la goma ("arábiga"), contra la tos y la gripe, para ello se mezcla con bebidas o bien se mastica como el chicle mezclada con azúcar; dicha goma, cocida en aceite de rosa, forma parte de otros medicamentos; también trata positivamente las hemorragias, las afecciones renales y la delgadez; y las cenizas de la planta se usan para fabricar jabón.

Para algunos *tebibs*, *afernan* son todos aquellos árboles blancos que tienen "leche" (otros nombres

Betu'a, *Yetu'a* o *Sap*), con la que se cura la psoriasis.

10.- Afzu (Mesembryanthenum cryptanthum)

. Planta rastrera que se extiende por el suelo formando agrupaciones de diverso tamaño.

. Los saharauis, trituran la semilla y mezclan el polvo resultante con aceite o grasa hasta formar una pasta que es tomada para atender estados de debilidad, la anemia, limitar la hipertensión, mejorar la circulación sanguínea, tratar la diabetes, reducir la gastritis y los dolores de estómago, así como los reumáticos, los de ovarios y frenar la fiebre.

Con la pasta citada más seca se preparan supositorios vaginales para evitar posibles abortos y propiciar la fertilidad.

La planta recogida verde se emplea como jabón, también como alimento para el ganado y para curar la sarna de los camellos y otros animales.

11.- Aghasal (Salsola imbricata)

. Planta arbustiva.
. Los saharauis la llaman "la planta que lava" ya que sus hojas son empleadas como jabón.
Cocida se utilizan contra el dolor de estómago.

12.- Aglal (Mistraguna inermis-Wiud)

. Árbol de tamaño medio.

. Empleado por los mauritanos para tratar las enfermedades mentales, la epilepsia, la lepra y los constipados.
Del mismo se utilizan las hojas y la corteza.
Se prepara un extracto de las hojas o de la corteza.

13.- Ajenjo o Pequeña Absenta (Artemisa absinthium)

. Planta perenne de la familia de las compuestas, muy conocida en las montañas de Ispashan.
. En Mauritania es empleada para tratar los dolores, favorecer la orina y la regla de las mujeres, destruir los gusanos intestinales, aliviar las dificultades respiratorias, cortar las intoxicaciones y curar la mordedura del escorpión, también ataca los tumores y el enrojecimiento del rostro; debido a ser una planta muy rica en zinc refuerza el corazón y trata las palpitaciones; es mala para el páncreas (antídoto la miel).

14.- Alae o Aizen (Aloe de la misma palabra en latín, Aloe socotrina Lam.)

. Planta de la familia de las liliáceas.
. Los mauritanos la emplean para tratar el reumatismo, la pleuresía, los taponamientos de la nariz, las úlceras y la ictericia.
Se utilizan sus hojas hervidas en agua para el reumatismo, se emplea también el jugo resinoso y amargo (acíbar) extraído de sus hojas. Su uso es recomendado en los dichos (*Hadits*) del Profeta.

15.- Al-Chicoria (en árabe) (Achicoria; Cichorium Intybus)

. Género de plantas compuestas cicorieas, herbáceas, anuales, con raíz en forma de nabo (color blanquecino). Existen ocho especies, entre ellas la escarola (Cichorium envidia).
. Es empleada en Mauritania como tónico estomacal, ya que fortalece el estómago, estimula el apetito y facilita la digestión. Se prepara en infusión con las flores o las hojas, verdes o secas.

16.- Al-Habaq (en árabe) (Albahaca o Basilisco; Ocimum basilicum L.)

. Hierba anual de la familia de las labiadas.
. Según los mauritanos, excita los nervios, refuerza el corazón, combate el resfriado, actúa positivamente sobre los intestinos, y es útil en caso de insomnio, de problemas biliares, de dolores de cabeza y posmestruales.

17.- Alkeiri o Aljeiri (en árabe) (Alhelí; Cheirantus Cheiri L.)

. Planta herbácea de la familia de las crucíferas.
. Los mauritanos consideran que refuerza el cerebro y la memoria (aumenta la capacidad de recitación), endulza la voz, trata las enfermedades de la linfa, acelera la digestión y cura las enfermedades de la boca.

18.- Amayiy (Pancratium trianthum)

. Planta bulbosa de flores blancas.
. Sus flores son empleadas por las mujeres saharauis para obtener perfume. La planta es alimento para el ganado, aunque hay que tener cuidado con que no ingieran sus semillas ya que son venenosas.

19.- Amoure o Amur (Acacia nilótica)

. Árbol. Especie integralmente protegida en Mauritania por la Ley nº 97-006 del 20.01.97.
. De la planta se utiliza la goma, la corteza, las vainas, los frutos y la raíz.
Empleada contra la disentería, los dolores de cabeza, el escorbuto, las inflamaciones de la boca, de la garganta y las enfermedades oculares (*ermed o ramed*); en este caso se mezcla el jugo del fruto (*sallaha*) con leche materna y herrumbre y luego se coloca sobre la parte externa del ojo.
También es usada, mezclada con el polvo resultante de triturar el fruto, una vez seco de la *tarfa*, y con vinagre, para aliviar el dolor provocado por las caries dentales y, asimismo, el polvo de su fruto con grasa caliente para aliviar los dolores bucales de los niños, y con leche gruesa para ayudar a cicatrizar las heridas; por si solo o con *jamira* para curar los edemas de la piel, y con agua fría y el polvo de la corteza de la *talha* para aliviar los dolores provocados por la hinchazón del ano (no las hemorroides).

20.- Anbar (Ámbar)

. Fósil de resina vegetal (amarillo) o de las vísceras del cachalote (gris).

. Empleado en Mauritania triturado para tratar las enfermedades del cerebro, la locura, la migraña, la gripe, las enfermedades de la nariz y de los oídos, las del pecho, combatir la tos, el asma, las infecciones gástricas, las enfermedades del hígado, del páncreas y de los riñones, las palpitaciones, la ictericia y la hidropesía. También se usa como amuleto protector.

21.- Anchal (Lithosperma ciliatum)

. Planta arbustiva espinosa.

. Sus flores machacadas se emplean por los saharauis contra las infecciones de las amígdalas. Camellos y cabras se alimentan de ella.

22.- Anís o Matalahúga (del latín Anisum; Pimpinella anisum)

. Planta perfumada anual de la familia de las umbelíferas. Es cultivada en algunos "jardines" locales mauritanos de plantas medicinales por sus muchas ventajas.

Calma los males digestivos, activa la digestión, favorece la orina, suelta el vientre y provoca el sudor, facilita la salida de la leche de las madres, favorece la menstruación y se emplea para las enfermedades del útero, calma la tos y trata positivamente las enfermedades del pecho y de la garganta; se emplea también para la fabricación de perfumes y jabones y como condimento en el pan, asimismo, por su sabor, forma parte de muchas bebidas. También se utiliza el aceite volátil que contiene y sus semillas.

23.- Annona Senegalensis Pers.

. Árbol pequeño.
. Empleado por los médicos mauritanos para tratar las enfermedades de las vías respiratorias, oculares, de la piel y la diarrea.
Se utilizan los frutos (su pulpa), las hojas, la corteza y la ceniza de su madera.
Las hojas se comen como verdura, y la fruta como tal; con la corteza se preparan decocciones y la ceniza se aplica sobre la piel.

24.- Antimonio (Del latín "antimonius")

. Metal blanco azulado, brillante, de estructura laminosa y de sabor agrio.
. En Mauritania se emplea para secar las úlceras ya que suelta la carne indeseable, limpia los ojos, trata la conjuntivitis y corta las hemorragias del interior de la nariz.

25.- Árbol Palabra (denominación francesa; Ficus vogeli)

. Árbol.

. Empleado por los mauritanos para tratar el catarro, la disentería y las molestias gástricas.

Se utiliza la raíz y la corteza preparándose decocciones con las partes indicadas.

26.- Arec o Areca (Areca catechu)

. Especie de palmera de la familia de las palmáceas. Produce un fruto cuya semilla es conocida como la "nuez de areca" (los indios filipinos la mascan mezclada con hojas de betel y cal, asimismo la emplean como colorante).

. Es utilizada para las enfermedades crónicas de la boca, actúa positivamente sobre los dientes, las encías y los dolores de las mismas, controla el sudor, fija los nervios y también forma parte de algunos productos de perfumería.

27.- Argan (Arganda spinosa Skels)

. Árbol o arbusto espinoso de hojas suculentas.

. En el Sáhara Occidental, el aceite extraído de sus semillas se utiliza para evitar los dolores reumáticos aplicándolo en las zonas doloridas. Asimismo se emplea en emplasto para la inflamación de las mamas.

También se usa como alimento.

28.- Asfur (Alazor; del árabe Al-Asfur; Azafran Bastardo; Carthamus tinctorius L)

. Hierba anual compuesta.

. Los mauritanos obtienen de su semilla un aceite comestible con el que tratan estados carenciales; el fruto se emplea como purgante y con las flores se obtienen un colorante.

29.- Askaf o Ascaf (Traganum udatum Delile y Nucularia perrini Batt.)

. Planta herbácea de la familia de las Quenopodiáceas. Su nombre se cree que es compuesto de las palabras *as:* médico y *kafi*: suficiente.

. Generalmente se encuentra en la región de Tiris Occidental y norte de Mauritania, y al sur del Sáhara Occidental.

. En Mauritania se la puede tomar hervida como alimento laxante.

. En el Sáhara Occidental la infusión de sus hojas se emplea contra el asma y contra los dolores dentales mediante enjuagues de la boca; asimismo, la infusión de las hojas y de sus flores, o bien mezclada con leche, contra los dolores de estómago.

Con las hojas machacadas, mezcladas o no con agua, se forma un emplasto que sirve para las heridas infectadas, atajar los problemas de la piel y los dolores reumáticos; asimismo, un emplasto confeccionado con sus hojas y raíces machacadas con agua se utiliza para combatir el dolor de cabeza extendiéndolo sobre la misma durante treinta minutos.

Las cenizas resultantes de quemar la planta se emplean, cubriendo inflamaciones y quemaduras, como calmante de los dolores.

Asimismo se la considera buen alimento para los camellos (les ayuda a expulsar lo dañino que pudieran haber tomado, mata los parásitos intestinales y les ayuda a engordar produciendo carne de buen sabor).

30.- Atil (Maerva angedlensis)

. Árbol.

. En Mauritania utilizan las hojas contra el reumatismo y los males abdominales añadiéndolas a la sopa y a las salsas.

El polvo de sus hojas trituradas, mezclado con azúcar, sirve, tomado únicamente por la tarde, para tratar las diferentes enfermedades del vientre. Y sus semillas machacadas y mezcladas con agua, dan una solución que, bebida, es buena para la retención de la orina.

31.- Atil o Etil (Maerva rassifolia Forsk)

. Árbol de la familia de las Caparidáceas.

. Los mauritanos lo emplean contra los males de vientre y la diabetes; también es una eficaz antibacteriano; para ello se utilizan las ramas pequeñas, las hojas y los frutos.

Para los males de vientre se comen las hojas con el *cus-cus*; las ramas se mastican tres veces por día y los frutos se emplean contra la diabetes.

Sus ramas más delgadas son limpiadas de hojas y se emplean como *mesuaq*, palito dental; se toman de distintos árboles, pero el de éste es considerado uno de los mejores, de buen olor; huele ligeramente a violeta, y de sabor a violeta afresada un poco picante.

. En el antiguo Sáhara español el polvo de *atil* se toma por la mañana durante un mes para eliminar las lombrices intestinales (o en su caso un pedazo de cebolla si no hay *atil*) y como complemento del tratamiento global: lavativa y una comida picante al inicio del mismo.

La corteza triturada hasta convertirla en polvo se emplea contra la diabetes y la diarrea, y con aceite o agua como emplasto para curar granos y forúnculos.

Las hojas verdes son usadas, una vez machacadas, como cataplasma cicatrizante de heridas. El polvo de las hojas secas una vez trituradas se utilizan para tratar inflamaciones y curar heridas infectadas (sirve asimismo en los animales); y mezclado en agua o leche caliente con harina (de trigo o de cebada), azúcar y goma arábiga procedente de la *talha* y grasa de camello trata los dolores de estómago y la gastritis.

Las cenizas resultantes de quemar la planta sirven como desinfectante para todo tipo de heridas y quemaduras.

Lo mismo que en Mauritania sus ramitas son también empleadas como cepillo de dientes o *mesuaq*.

32. - Atil Alkaib (Boscia angustifolia A. Rich.)

. Arbusto.

. Los mauritanos utilizan las hojas, tallos, frutos y raíces.

. Con las raíces se prepara una infusión y los frutos se comen triturados. Se emplean para la curación de los dolores de espalda, la sinusitis, como medicamento cicatrizante y como alimento con la leche. Con sus frutos, uvas de *sarah* y *alae* (blancas), se hace un jarabe, empleado como laxante y para limpiar el estómago.

El tejido blanco extraído de sus tallos, cocido con la leche y con un poco de azúcar, cura los catarros y los dolores pectorales.

Sus hojas se emplean en el tratamiento de la debilidad; para ello se limpian suavemente, se trituran y se secan, y luego se toman por la mañana; si se toman al atardecer sirven para fortalecer el vientre y abrir el apetito.

Para tratar el dolor de espalda, el polvo verde de las hojas se pone sobre un lienzo que luego se coloca sobre la espalda del paciente que debe tumbarse sobre él en el lecho; el tratamiento es doloroso, casi no se puede soportar y, al final, la espalda comienza a sudar, momento en el que se inicia la curación.

Para tratar la sinusitis y dolores de cabeza, es suficiente colocar sus hojas verdes trituradas en un mortero para que el enfermo respire sus vapores, entonces corre la saliva, caen las lágrimas y así se ha de seguir hasta que se despeje la nariz y la cabeza.

También se trituran las hojas y el líquido resultante se pone en un recipiente dejándolo un rato en la sombra; luego se añade la leche poco a poco, así se obtiene una pasta curativa de color verde y sabor dulce.

33.- Avrevar (Ricinos commurus L.)

. Planta arbustiva
.En el Sáhara Occidental sus semillas trituradas se utilizan para evitar los abortos y tratar las afecciones dolorosas de los riñones (se deben emplear con cuidado ya que son tóxicas).
También se emplean, trituradas después de tostadas y mezcladas con agua, leche, aceite o grasa animal, para tratar las inflamaciones en las mamas de los animales.

34.- Azguilin (Hyphaene thebaica Mart)

. Variedad de palmera.
. Los mauritanos la emplean contra la bilarciosis.
. De la misma se utiliza la raíz, hojas, frutos y semillas.
Asimismo la semilla joven sirve como alimento.

35.- Azrim (Cadaba farinosa Forsk)

. Arbusto.

. Empleado en Mauritania contra la disentería, el catarro, y los enfriamientos.
Del mismo se utilizan las hojas y la raíz.
Las hojas se unen al *cus-cus* o con ellas se hace un extracto lo mismo que con las raíces.

36.- Baghdouness (Petroselinun sativun)

. Mata arbustiva.
. Los mauritanos la emplean contra las picaduras de insectos y alergias.
De ella se utilizan las flores y la raíz.
Las hojas se majan y la raíz se hierve para tomar su caldo.

37.- Bagui (en pulaar africano[33]) (Maerua angolensis Dc)

. Arbusto.
. Empleado en Mauritania contra el reumatismo.
Se utilizan las hojas. Se toma una decocción de las mismas o bien se comen mezcladas en las salsas y sopas.

38.- Bakhla (Portulaceae)

. Planta.
. Empleada en Mauritania para tratar las enfermedades renales, para ello se utilizan todas sus partes que se comen cocidas.

39.- Banâne (Musa sapientum L.)

. Fruto del banano o plátano, procedente de fuera del Sáhara.
.Tomado por los *bidán* como alimento nutritivo para los niños y bueno para las diarreas.

40.- Bassal (Allium seph)

. Planta.
. Es empleado en Mauritania contra la tos, las anginas y la inflamación pulmonar.
Se utilizan todas sus partes que se comen directamente, mezcladas con los alimentos o bien se aplican apósitos calientes.

41.- Batata (Solanum tubirosum-Ipomea batotos)

. Tubérculo (patata dulce).
. Empleada cocida en el mundo *bidán* contra la tos, la diabetes, los cálculos y las enfermedades del hígado, también es tomada por las personas convalecientes y débiles.

42.- Bendoura (Lycopersicum esculentum)

. Planta.
. En Mauritania se utiliza la corteza, el jugo extraído de la misma y las pipas de sus frutos contra el reumatismo

43.- Berro o Cresson (Nasturtium officinale Robert Brown)

. Hierba perenne de la familia de las crucíferas.

. Los mauritanos se sirven de ella para favorecer la saliva y la orina, abrir el apetito y reforzar el cuerpo, facilitar los vómitos y combatir la anemia, la tuberculosis, las enfermedades del pecho, de los riñones, las enfermedades de la piel, los cálculos y la bilis, el reumatismo, la diabetes, el cáncer y la caída del cabello, también para aliviar a las personas con estrés o sufrimiento y para las mujeres en cinta. No debe ser utilizado por las personas con problemas de digestión, alergias gástricas, y debilidad de las vías urinarias.
Se come también como verdura fresca.

44.- Berthaj (Grewia villosa Willd)

. Arbusto.
. Empleado en Mauritania contra la sífilis y la viruela.
Para el tratamiento de ambas enfermedades se prepara un extracto de la corteza.

45.- Beya (Huevo)

. Producto animal apreciado como alimento en la *Trab el-Bidán*.
. Tomar huevos de avestruz (cuando se podían encontrar) se consideraba un complemento del tratamiento del asma.

Los huevos de gallina, considerados medicamento húmedo y cálido, si se toman crudos tratan las enfermedades del frio y cocidos las del calor. Son indicados para reforzar la potencia general y su cáscara se emplea para tratar el blanco del ojo.

46.- Bezaar, Bezoar o Biedat el mohor (Piedra de origen animal)

. Producto animal: son las concreciones que se forman en los intestinos de algunos animales, generalmente en las cabras y gacelas procediendo en su mayoría de la vesícula biliar.
Aunque algunos *bidán* son conscientes de su inutilidad, para otros es de utilidad como antídoto para todo tipo de envenenamiento letal.

47.- Boune (Celtis integuifolia)

. Árbol.
. Empleado por los mauritanos contra los abscesos, la esterilidad, la astenia y la migraña preparando extractos de las raíces, de las hojas y de la corteza; los frutos se comen.

48.- Boumeney, Bomni o Bamni (en pulaar) (Vitex duniana Sweet)

. Árbol.
. Empleado en Mauritania contra la lepra, los dolores estomacales, la disentería, la curación de las heridas, la astenia e ictericia.

Del mismo se utiliza la corteza, la raíz, las hojas y la ceniza de su madera.
Con las hojas machacadas se cubren las heridas y las llagas de la lepra; también se incorporan a las salsas de las comidas para los dolores de estómago; y la infusión de la raíz para la disentería; asimismo los frutos sirven de alimento y las cenizas para fabricar jabón.

49.-Bowl (Orina humana)

. En la *Trab el-Bidán* la orina caliente introducida en el ojo trata las heridas en el mismo y si hubiera algún orzuelo se cura mojándole repetidas veces con la espuma de la orina.
Si el ojo tuviera alguna inflamación exterior se completa el tratamiento con la aplicación externa de *jamira* e interna de *khol* o *kehla*.

50.- Bowl Jmel (Orina de camello)

. Producto animal.
. Empleada por los *bidán* para el tratamiento de la hidropesía, hinchazón del estómago, las enfermedades del páncreas y del sistema linfático. Para ello se toma mezclada con la leche de camella; la mejor orina es la del camello joven.
También mezclada con arena es empleada, mediante fricciones, en personas débiles, ancianos y niños, para curar la sarna (enfermedad que se cree producida por contactos impuros, suciedades, picaduras de los mosquitos y rascaduras);

posteriormente a las fricciones se han de efectuar lavados con agua. Asimismo mezclada con arena fina se emplea para tratar los males de los ojos.

51.- Bowl Sé o Salaha (Orina de cordero)

.Producto animal.

. Después de estar un tiempo al sol es empleada en la *Trab el-Bidán* para tratar las inflamaciones de los oídos; se moja en la misma un algodón que luego se introduce en el oído dañado, operación que se repite varias veces; también mezclada con miel se realizan instilaciones dentro del oído. Asimismo se emplea por la mañana al levantarse para el lavado de los dientes enfermos o infectados (remedio popular).

52.- Brusco, Rusco picante o Arrayán salvaje (Ruscus acuelatus L; Andróginus, si es el Brusco de Canarias)

. Arbusto de la familia de las liliáceas.
. Empleado en Mauritania para favorecer la orina y tratar la epilepsia, para lo que se utilizan sus hojas.
. Las hojas y frutos producen un perfume conocido como "pomada de los ángeles".

53.- Bsal (Cebolla; Allium cepa L.)

. Hortaliza comestible de la familia de las liliáceas.

. En Mauritania se considera que trata las enfermedades del frio, la linfa, los gusanos y los parásitos intestinales.

54.- Buhe o Buya (Camaleón)

. Animal.

. Los mauritanos emplean su piel en polvo en la composición de varios medicamentos para tratar la lepra (sólo uso externo). También forma parte de otros medicamentos.

. En el Sahara Occidental se prepara una goma (gelatina), conocida por *zneina*, con la carne del camaleón que se emplea para curar los granos grandes y evitar los abortos (para este caso, el tratamiento más conocido y considerado más seguro a seguir durante veinte días es comer un poco de carne cocida de camaleón, previamente secada a la sombra, y luego beber un poco del caldo).

55.- Camuna (Ammodaucus leucotrichus)

. Planta herbácea.

. Los saharauis emplean sus hojas verdes o secas, y sus frutos.

Las hojas verdes machacadas y mezcladas con aceite se usan para tratar las picaduras de escorpiones y serpientes. Secas, en infusión, contra las infecciones; secas y trituradas, como cicatrizante; la mezcla de su polvo con leche caliente es empleado para tratar la fiebre y procesos catarrales; y si se mezcla con té, leche y azúcar sirve para combatir todo tipo de afecciones gástricas.

Los frutos, amén de ser empleados en la alimentación como condimento en los platos de carne y reforzador del té, tomados con agua alivian los dolores de estómago; el polvo de su trituración mezclado con la goma arábiga de la *talha* y hervido sirven para tratar las úlceras de estómago si se bebe durante cuarenta días; si se mezcla con leche, ayuda combatir los catarros, tratar los dolores de estomago, la gastritis, e infecciones; dicho polvo frito en aceite o grasa se emplea, una vez frío, como emplasto para curar heridas infectadas y como cicatrizante.

56.- Cola (Cola acuminata y Cola vera)

. Árbol de la familia de las esterculiáceas, propio del África tropical.
. Los mauritanos lo emplen como tónico cardiaco y también como estimulante; asimismo contribuye al mantenimiento del cuero cabelludo.
Se utilizan sus semillas o "nueces de cola" por su alto contenido en cafeína y teobromina
.

57.- Comino (Cuminum cyminum L. y otras especies; del latín Cuminum y del griego Kyminion)

. Planta herbácea de la familia de las umbelíferas.
. Para los mauritanos favorece la orina, elimina los malos olores (la planta tiene olor aromático),

combate la inflamación del vientre y las crispaciones, abre el apetito, propicia la leche materna, estimula la digestión, actúa positivamente sobre la sordera, trata las muelas dañadas y los problemas en los testículos. Tomado en gran cantidad excita las membranas mucosas.

Entra a formar parte de la composición de perfumes, como condimento en la fabricación del pan y de pasteles.

Se utilizan principalmente sus semillas.

58.- Coriandro o Culantro (Coriandrum sativum)

. Planta anual de la familia de las umbelíferas.

. Empleada por los mauritanos para tratar las afecciones biliares, los tumores agudos, las afecciones gástricas y los gusanos vivos del vientre. No puede ser consumida en grandes dosis por su toxicidad.

59.- Crisantemo (Chrisanthemum segetum L.)

. Planta compuesta.

. Según los mauritanos, sirve para tratar los gusanos, los disturbios intestinales y acelerar la cicatrización, acelera las funciones hepáticas y la eliminación del alcohol en la sangre.

60.- Dabb (en el Sahara Occidental), Dhab, Daab Tiris (en Mauritania) (Lagarto)

. Gran lagarto (hasta un metro de largo) del tipo denominado "cola de látigo" o "de las palmeras", de color amarillo, marrón oscuro o negro moteado de blanco grisáceo (dicen que cambia de color según la cantidad de veneno que tiene) y una cola gruesa y espinosa en la que acumula grasa y agua para los tiempos de escasez. Es común encontrarlo entre los bloques de piedras.

. Su carne tiene propiedades diuréticas empleándose, según las gentes de Atar (Mauritania), para tratar las dolencias del riñón

. Los saharauis, consumen su carne asada o bien, tras secarla y triturarla emplean su polvo para tratar la diabetes.

El caldo obtenido de cocer su carne tiene efectos purgativos y fortificantes sobre los niños.

61.- Daghmús (Euphorbia officinarum Vindt.)

. Cactus.

. Los saharauis emplean trozos frescos de la planta, su corteza y sus cenizas una vez quemada.

Partes frescas de la planta se ponen, para tratar el dolor, sobre los dientes o muelas infectados. También, calentados, se aplican sobre las inflamaciones por contusiones, en las heridas abiertas, granos y forúnculos.

La corteza de la planta, una vez triturada y mezclada con miel o té se emplea para aliviar el asma, tratar inflamaciones de todo tipo e incluso el cáncer.

62.- **Davoue** o **Kinkiliba** (Combretum micranthum)

. Árbol. Especie integralmente protegida en Mauritania por la ley nº 97-006 del 20.01.97.
. Los mauritanos lo emplean para limpiar las heridas, eliminar la fiebre, tratar la malaria, los trastornos de estómago y la tos.
Para ello preparan infusiones con las hojas, la raíz y la corteza.

63.- **Davoue** (Combretum nigricans Leper)

. Arbusto.
. Empleado en Mauritania para tratar los catarros, la migraña y enfermedades internas preparando extractos con las hojas, las ramas, la raíz y la corteza.

64.- **Dembou** (Sclerocarya birrea)

. Árbol. Especie integralmente protegida en Mauritania por ley nº 97-006 del 20.01.97. Sus frutos amarillos son conocidos como *dembay*e.
. En Mauritania se emplea contra los dolores de cabeza y dentales, tratar la malaria y la disentería. Para ello se utiliza la corteza, las hojas y la raíz.
La corteza pulverizada y mezclada con mantequilla sirve para tratar la disentería y la malaria; las hojas,

la raíz y la corteza, en infusión, para los dolores y las mordeduras de las serpientes.

65.- Dewar el-Khamar (Girasol) (Heliantus annus L.)

. Planta herbácea gigante.
. Empleada por los mauritanos para tratar la malaria y como diurético, utilizando toda la planta y las semillas.
La planta se come cocida; también las semillas y su aceite.

66.- Deyre o Moneiga (Tabaco; Nicotiana tabacum L.)

. Planta herbácea cuyas hojas son traídas al mundo *bidán* de fuera del Sáhara.
. Su polvo triturado es empleado para tratar las hemorragias y los dolores de vientre teniendo cuidado con las intoxicaciones.
Popularmente se emplea para curar las heridas; se coloca encima una porción de polvo del mismo tras haber lavado bien la misma con orina de cordero.

67.- Dgîg o Ech´ir (Harina)

. Producto de origen vegetal; de trigo, cebada, mijo o maíz.
. Para todos los *bidán* es elemento esencial de la alimentación dando potencia general al cuerpo.

68.- Difla (en árabe) o Imzad (en tamahaq) (del árabe Al-Difla, Adelfa, Oleandro, o Laurel Rosa; del griego Rhododendron, del latín Arodendrum y Lorandrum)

. Arbusto de la familia de las apocináceas.
. Empleado en Mauritania para tratar las enfermedades del corazón (regulariza los latidos), la bilarciosis y reforzar los músculos. Entra en la constitución del digital púrpura y la digitalina para tratar las enfermedades del corazón; hay que cuidar la cantidad a tomar ya que es venenoso.
También es venenoso para el camello, al que hay que enseñarle a no comerlo mediante la introducción en sus fosas nasales de bolas hechas con las cenizas de la adelfa; caso de intoxicación es preciso darle a comer una decocción de tabaco, clavo y té, y luego mantener su cabeza a ras del suelo y darle fuertes golpes en la panza para obligarle a vomitar; a pesar de este tratamiento algunos mueren debilitados por hambre.

69.- Diyoyi (en pulaar) (Bombax costatum Pellegr.)

. Árbol.
. Los mauritanos utilizan los frutos, la raíz, la corteza, los pétalos de las flores y la corteza contra la fiebre, para favorecer la lactancia y como cosmético.
El fruto verde (joven) se come una vez cortado en trozos y también seco, los pétalos de las flores se

consumen con las salsas de las comidas, y con la corteza y la raíz, se preparan infusiones.

70.- Doum o Zguelem (Hyphane thebaica)

. Palmera de la familia de las palmáceas.
. Empleada por los mauritanos contra la bilarciosis, limpiar el pecho y los pulmones, tratar los dolores de la garganta, el asma, la tos, las enfermedades del hígado y de los riñones, la ciática, las hemorroides, los taponamientos de la nariz y favorecer las evacuaciones. Los enfermos del hígado y del pulmón no la pueden tomar con exceso.
Sus frutos se comen directamente.

71.- Drago (del latín Draco)

. Árbol de la familia de las liliáceas.
. En Mauritania se emplea para tratar la disentería y males del estómago al que refuerza. Para ello se utiliza su resina o goma denominada "Sangre de Drago".

72.- Dsem (Grasa animal)

. Producto animal.
. En la *Trab el-Bidán* es muy apreciada como alimento y, asimismo, en medicina; en este caso, forma parte de medicamentos compuestos a tomar o de ungüentos y pomadas a aplicar.
. Para las afecciones agudas del aparato respiratorio (*kaha-l-beida*), los enfermos han de tomar grasa de

camello (*ludek*: la grasa de la joroba fundida) muy caliente mezclada con incienso y clavo; al mismo tiempo se ha de tener cuidado con los recipientes donde come el enfermo para evitar contagios (higiene). También se considera buena para tratar la diabetes.

El asma (*igendi*) se trata con una mezcla de grasa (de cualquier animal), miel y azúcar.

Para la otitis (también una especie de *igendi*) se instila en el oído unas gotas de grasa caliente de cabra mezclada con ajo (el oído debe luego taparse con un algodón untado en la mezcla) o bien grasa sin ningún otro aditamento.

También es empleada para descongestionar la nariz en caso de catarro introduciendo en ella unas gotas de grasa caliente.

Para cortar una hemorragia nasal se tapona la nariz con algodón untado en grasa caliente.

La grasa mezclada con pólvora y azufre constituye un ungüento que se emplea en los adultos fuertes para el tratamiento de la sarna mediante fricciones en las partes afectadas.

También se emplea la grasa para desinfectar las manos y facilitar las maniobras del *tebib* que atiende a partos complicados.

Asimismo se emplea (generalmente la de cordero) para cauterizar las heridas vertiéndola caliente (no demasiado) sobre las mismas después de limpiarlas.

La grasa líquida (o bien aceite) ligeramente calentada se introduce en gotas en el oído en el que se ha introducido un insecto para provocar su salida.

En veterinaria (en algunos casos de aplicación a las personas), la grasa mezclada con fósforo se emplea para tratar la tiña (el ungüento se ha de aplicar dos o tres veces al día después de lavar con agua la parte afectada).

73.- Dsem (Aceite de parafina; Parum affinis)

. Producto químico.
. Empleado por los mauritanos para facilitar la digestión.

74.- Dute (en pulaar) (Combretum panigulatum Vent)

. Planta trepadora.
. Los mauritanos utilizan sus hojas, la raíz y la corteza en infusión contra el dolor de estómago y la diarrea.

75.- Echair (Hordium Sp):

. Planta.
. Empleada en Mauritania para combatir la fiebre, la diarrea y el déficit en vitaminas. Para ello se utiliza toda la planta en polvo con el que se prepara una infusión.

76.- Echemendar (Betta vulgaris)

. Planta.
. Los mauritanos la usan comiendo sus frutas sin preparación alguna para tratar la inflamación de la vesícula.

77.- Edhin (Grasa de cabra)

. Producto animal.
. En la *Trab el-Bidán* se emplea sola o mezclada con otros productos para instilaciones o para la confección de pomadas. Si no hubiera grasa de tal tipo se utiliza la de otro animal.
Sola también tiene sus aplicaciones, por ejemplo, en el Sáhara Occidental se usa para la sinusitis instilando dos gotas de grasa líquida caliente en cada fosa nasal durante algunos días; asimismo, para tratar la otitis se emplea el mismo procedimiento acompañado con un masaje con aceite del exterior del oído.

78.- Edhoura (Zra mays)

. Planta.
. Empleada por los mauritanos para tratar las enfermedades torácicas, la pelagra y los edemas. Se utilizan las hojas, los tallos y las semillas,
Con los tallos se prepara un extracto, las hojas se trituran y se toma el polvo obtenido; sus semillas se comen directamente.

79.- Eizen (Boscia senegalensis)

. Árbol.
. Los saharauis emplean su *gechra* (corteza) para
evitar la constipación. Asimismo cuecen su fruto
que toman como alimento y emplean la corteza del
árbol para cuajar la leche.
Algunos mauritanos creen que dicho árbol aleja los
djins (demonios).

80.- Egib (Ficus Capensis Thunb)

. Árbol.
. Los mauritanos emplean sus frutos (higos) para
facilitar la fecundidad (evitar la esterilidad
femenina) y para curar la bronquitis. Se dice que
cien higos apilados garantizan una buena salud.

81.- Eguenatt, Egenat, Aganatt o Guenataya
(Tamarindo; Tamarindus índica L.)

. Árbol leguminoso. Especie integralmente
protegida en Mauritania por la Ley nº 97-006 del
20.01.97.
. Empleado para tratar la fiebre (la provocada por
el paludismo, *tewejatt*, tomando su agua con azúcar
los días de fiebre), también las afecciones biliares,
las hinchazones, el escorbuto, la parálisis, los
males de la garganta, la diarrea, la lepra, el asma, la
inflamación de las encías, dolencias de los ojos,
erupciones de la piel, las hemorroides, trastornos
digestivos, vómitos debidos al calor, y la sordera

debida al frio haciendo "sudar" los oídos en el humo del asado del fruto.

Para los tratamientos se utilizan las hojas, los frutos, las semillas, las flores, la corteza y la ceniza de su madera.

Los frutos se comen cuando están maduros, la pulpa se bebe triturada con su zumo, las hojas se comen majadas; la infusión de la raíz se emplea contra la lepra y las cenizas para los trastornos digestivos.

El zumo templado alivia los dolores dentales debidos a la alternancia de caliente a frio mediante el enjuague de la boca (una vez efectuado el mismo, el líquido se expulsa al exterior).

También se utiliza para atender la falta de glúcidos y sales minerales (contiene hasta seis), y para tratar enfermedades con su ácido cítrico y tártaro. Es refrescante, hidratante y nutritivo y combate la fiebre y se usa como laxante; debe ser tomado en utensilios de cobre.

82.- Eignine (Capparis deciddua)

. Árbol.

. En Mauritania se emplea para tratar la blenorragia, la fiebre y el catarro, utilizándose la corteza, la raíz, las ramas con hojas y los frutos.

La corteza y la raíz cocida contra la blenorragia, el catarro y la tos; las ramas con hojas ayudan a la salud de los animales; y los frutos se emplean como alimento.

83.- Einich, Eiche o Eich (Maytenus senegalensis-Lam)

. Árbol o arbusto que abunda en la región mauritana de Taganet.

. Se emplea por los mauritanos contra las mordeduras de las serpientes, se considera bueno para las enfermedades del calor, para la diabetes y las enfermedades del hígado, el polvo de sus hojas es válido para el páncreas y consumido con azúcar para la bilis.

Se utilizan los frutos, la raíz, las hojas y las cenizas de su madera.

Se prepara un extracto de la raíz, se toman las hojas, también en polvo o bien las cenizas mezcladas con sal.

Dicha planta, que no da frutos, es también conocida por *sidr* o *dhal*; así el *eich* es la versión estéril del *sidr*. Sus hojas son empleadas como medicamento tradicional por las mujeres y tienen un tinte que fermenta la leche.

84.- Eleouz (Amigdalus communis)

. Árbol.

. Empleado en Mauritania para tratar la tos, la úlcera y la diabetes utilizando sus hojas y frutos.

Se come la fruta y el aceite extraído de la misma; con las hojas se preparan infusiones.

85.- Eljirjir (Sachwia purpúrea)

. Planta.

. Los mauritanos la emplean como afrodisiaco, como diurético, para combatir la caída de los cabellos, facilitar la digestión y tratar los dolores dentales utilizando para ello las hojas, las semillas y las flores.

Se emplea el jugo de sus hojas como afrodisiaco, diurético y los dolores del estómago, el de las semillas para los dolores dentales y el de las flores, junto con *sog* macerado en alcohol, para evitar la caída del cabello friccionado la cabeza una vez al día.

86.- Elk (Goma arábiga)

Ver *Talha*.

87.- Encina (Quercus ilex L.)

. Árbol de la familia de las Cupulíferas o Castanáceas no encontrado en el desierto.

. Empleado en Mauritania para tratar las mordeduras de las hembras de los insectos (al poner los huevos), para combatir las diarreas y las intoxicaciones debidas a productos químicos, utilizando su corteza verde.

88.- Engham (Guiera senegalensis J-F)

. Arbusto.

. Empleado por los mauritanos contra la diarrea, la disentería, la malaria y el catarro.

Se utilizan las hojas, la raíz, la madera y la corteza. Con las hojas trituradas se prepara una papilla contra la diarrea y la disentería, con la raíz, la madera y la corteza se preparan decocciones para la malaria y el catarro.

89.- Eruar, Ereware, Awerwar o Aria (en tamahaq) (Acacia senegal)

. Árbol (en ocasiones se le equivoca con el Amarante). Especie integralmente protegida en Mauritania por la ley nº 97-006 del 20.01.97.

. Empleado por mauritanos y saharauis para tratar afecciones gástricas utilizando su corteza y goma bebiendo el líquido resultante de su decocción.

La goma ("arábiga") se emplea para combatir la tos, los dolores del pecho, parar las hemorragias y tratar las afecciones renales y la delgadez; cocida en aceite de rosa forma parte de otros medicamentos; contra la tos y dolores de garganta (para suavizar) se mezcla con otras bebidas calientes, en general leche o té a las que se añade o no limón, o se mastica como "chicle" sola o mezclada con azúcar o miel.

Asimismo, su goma es empleada también para curar los granos y forúnculos; a tal fin se extiende la goma licuada alrededor del grano dejando sin cubrir la parte con pus; al secarse la goma aprieta el grano y lo revienta.

Sus ramitas sin hojas son empleadas desde antiguo en el interior del desierto como *mesuaq*, palito dental; antes de tal uso se suelen secar un poco al fuego.

. Los tuareg emplean su goma mezclada con otras hierbas para tratar las heridas como si de un antibiótico de uso externo se tratara.

90.- Erythrina senegalensis

. Árbol.

. Empleado por los mauritanos contra la malaria, la esterilidad y el raquitismo utilizando sus hojas, la corteza y la raíz. Para ello se obtiene el jugo de las hojas; la corteza y la raíz se emplean en decocción.

91.- Essadra el-Bedha (Acacia seyal)

. Árbol.

. Usado en Mauritania para tratar la disentería, la lepra, los dolores gastrointestinales, la sífilis, las cefaleas, las quemaduras, la inflamación de los párpados (blefaritis) y la impotencia sexual.
Se utiliza la corteza, la parte más profunda de la planta, de la raíz y la goma preparando infusiones.

92.- Esspange (Spinacia oleraceae)

. Planta.

. Empleada por los mauritanos para tratar dolencias del hígado, quemaduras, diarreas e inflamaciones del tubo digestivo. Para ello se utilizan las hojas y los tallos.

Hojas y tallos se majan y luego se hierven bebiéndose el líquido resultante; asimismo se pueden comer las hojas cocidas.

93.-Estragón , Dragoncillo (Artemisia dracunculus)

. Planta vivaz esbelta de la familia de las compuestas.

. En Mauritania se emplea para tratar algunos dolores crónicos, los tumores, la sarna y los granos; también perfuma la boca y se usa como condimento.

94.- Estramonio (Datura stramonium L.)

. Planta de la familia de las solanáceas.

. Empleada por los mauritanos como calmante y para tratar el asma.

Se emplean sus hojas en el "bálsamo tranquilo" y secas se fuman en cigarrillos para el asma.

En la veterinaria tradicional se utilizan sus hojas (recogidas tras varios días de sequía o por la mañana tras la evaporación del rocío) para preparar una infusión que es buena para curar las llagas provocadas por las larvas de las moscas.

95.- Etay, Atai o Ate, Atei (en tamahaq) (Té, del chino *Tscha*; Camelia silensis)

. Arbusto teáceo originario de China meridional (el del país más valorado). El té fue introducido en el Sáhara a comienzos del siglo XIX por la tribu Oulad Bu Sba; tribu que lo compraba generalmente en el Uad Num, del Ahel Beiruk.

. Empleada en la *Tra el-Bidán* como bebida estimulante, estomacal y alimenticia tradicional: el té verde a la menta-hierbabuena (*naná* en *hassaniya*); se toma incluso en ayunas a pesar de de producir hiperacidez gástrica; es estimulante por la teína que contiene.

El agua del primer té (sin azúcar) es buena para la limpieza de los ojos, considerado también bueno para el corazón (un té *bidán* a la menta por día, es decir tres vasos pequeños).

Se utilizan sus hojas verdes (té verde) o secas (té negro).

Con dichas hojas se preparan infusiones en agua hirviendo y también, con las hojas reducidas a polvo, se preparan emplastos para tratar el dolor de las quemaduras.

96.- Ethoum o Thowm (Ajo; Allium sativium)

. Planta herbácea.

. Empleada por los *bidán* para tratar los dolores dentales y las dolencias de los oídos, excita el estómago, detiene la diarrea amebiana, combate la tos, el asma, la difteria, la caída del cabello, favorece el sudor, la orina y la menstruación, y potencia la virilidad. Citado en los *Hadits* (Dichos) del Profeta.

Asimismo, la tintura de ajo aplicada dos veces al día trata la caspa.

También se utiliza como apósito o se come su bulbo sin preparación alguna. Se considera además diurético, hipotensor, que mejora el paso intestinal y que actúa contra la flora microbiana.

Mezclado con unas gotas de grasa se instila en el oído para curar la otitis (remedio popular).

. En el antiguo Sáhara español un pedazo de ajo se envuelve en un dátil sin pipa y se emplea como supositorio para tratar los dolores de la regla (se acompaña con un masaje de aceite en la espalda y la toma de sopa caliente con algo picante, y no duchándose).

97.- Eucaliptus (Eucaliptus globulus labillardière)

. Árbol de la familia de las mirtáceas.

. En Mauritania se emplean los vapores de sus hojas en agua caliente para descongestionar la nariz y vías respiratorias superiores. Asimismo es empleado para tratar la diabetes y la fiebre; sus productos no pueden ser manipulados más que por los médicos a causa de su riesgo.

98.- Evelegith, Evelejit o Essenaa (Cassia itálica)

. Arbusto.

. Empleado por los mauritanos para tratar el catarro para lo que utilizan sus hojas preparando una solución en una concentración dada.

En Adrar (Mauritania) la infusión aromática de sus hojas se emplea para limpiar los ojos. También se toma como el té para curar los constipados.

99.- Evernan o Avernan (Euphorbia balsamífera)

. Arbusto.

. Los mauritanos usan su sabia lechosa para "cauterizar" las caries de los dientes y aliviar su dolor; con la misma también se trata la psoriasis.

100.- Ewerás (Calligonum comosum L´Her)

. Arbusto polygonáceo.

.Utilizado en Mauritania como antiinflamatorio, para tratar úlceras e infecciones microbianas. A tal fin se usan sus hojas.

101.- Eydari (Rhus tripartita Grande)

. Árbol.

. En el Sahara se emplean sus hojas, frutos y corteza.

Con las hojas trituradas junto con té y azúcar se prepara una infusión contra la gastritis, digestiones pesadas, nauseas y vómitos, diarreas y problemas del hígado; asimismo, mezclada la trituración con aceite o grasa y *henna* se emplea como pasta para evitar la caída del cabello.

El fruto crudo maduro (*dmaj*) se come para tratar la hipertensión, enfermedades del corazón, diabetes, gastritis, dolores de estómago y diarreas; cocido en leche de camella contra la faringitis y dicha leche caliente, en la que se mezcla trigo, se usa para combatir intoxicaciones.

Con sus ramas más finas se confeccionan palitos de limpieza dental (*mesuaq*).

Sus hojas se utilizan también para alimentar al ganado.

102.- Eyzzen o Aïzine (Boscia senegalencis)

. Arbusto frecuente en el Sáhara. Especie integralmente protegida en Mauritania por la ley nº 97-006 del 20.01.97.

. Empleado para tratar los cólicos, las neuralgias, la bilarciosis y la úlcera, También para la difteria a través de sus hojas y raíz.

El polvo de las hojas se mezcla con los alimentos y con la raíz se prepara un extracto.

103.- Feno Greco (Heno Griego; del latín Fenum. Avena caryophyllea L.)

. Planta de la familia de las gramíneas conocida por *asarsar*.

. Los mauritanos la utilizan seca para ablandar las crispaciones y los tumores; cocido con una pequeña cantidad de agua junto con unos dátiles y miel, cura las enfermedades crónicas del pecho, tales como las dificultades respiratorias; asimismo trata la ictericia.

Su grano es agrio y se remoja durante días para endulzarlo; entonces se cuece y come, y se conserva durante bastante tiempo.

104.- Ficus gnaphalocarpa

. Árbol.

. En Mauritania se utiliza para favorecer la secreción de la bilis y tratar la disentería, los males de la garganta y la tos.

A tal fin se utilizan las hojas, los frutos, la corteza, la raíz y su látex.

Las hojas se comen con la sopa y los frutos en bebida fermentada; con la raíz y la corteza se preparan decocciones y el látex se emplea tal cual.

105.- Ficus Teophulla

. Árbol.

. Los mauritanos lo usan para tratar la tuberculosis, las enfermedades nerviosas, la parálisis y la lepra.

Se utilizan los frutos, la corteza y la raíz. El fruto es comestible; con la raíz y la corteza se preparan extractos.

106.- Gardenia (Gardenia ternifolia y otras especies)

. Árbol de la familia de las rubiáceas.

. Empleado por los mauritanos para tratar el catarro, la fiebre, la sífilis y la lepra. Para ello se utiliza la raíz y la corteza. Con la raíz o la corteza macerada y luego calentada se prepara un emplasto.

107.- Gemh (Trigo; Triticum vulgare Villars y otras especies)

. Planta anual de la familia de las gramíneas.
. En la *Trab el-Bidán* se emplea por reforzar el cuerpo, por actuar positivamente contra el reumatismo, calmar la tos y los dolores de las úlceras, reforzar igualmente los nervios, el cráneo, la sangre, los huesos y los cabellos, regular la secreción del tiroides, activar las secreciones para la digestión, tratar las enfermedades del hígado, y tener gran valor nutritivo debido a los numerosos minerales que contiene.
Se utilizan sus semillas y los productos extraídos de ellas.
. Los saharauis emplean un trigo denominado *eljarob* para preparar una papilla con agua que se toma en los estados anémicos.

108.- Getran (Alquitrán)

. Producto mineral.
. Empleado en Mauritania, cuando se encuentra, para tratar la sarna mediante fricciones (sólo lo emplean los adultos).

109.- Gnebedaye (en pular) (Moringa oleífera)

. Arbusto.
. Los mauritanos los usan para tratar la sífilis, el escorbuto, y la úlcera.
Utilizan las hojas, la raíz y la corteza, preparando con cada una de las partes indicadas extractos.

110.- Golombi (en pular) (Stereopermum unthia Num)

. Arbusto.
. Empleado por los mauritanos para tratar la astenia, la bronquitis y la gastritis. Para ello utilizan las hojas, la corteza y la raíz. Las hojas una vez maceradas y también cocidas; con la corteza y la raíz se preparan decocciones.

111.- Granado (Púnica granatum L)

. Árbol de la familia de las puniáceas.
. Los mauritanos lo emplean para tratar constipados y catarros.
Se utiliza el fruto (sus granos y su corteza) para expulsar los gusanos intestinales. Asimismo se comen sus granos o se bebe el zumo del mismo ("granadina") y la decocción la corteza previamente macerada.

112.- Guerté (Cacahuete; Arabis hypogeae)

. Planta.

. Empleado por los mauritanos como energético y para los nervios. Es bueno para el corazón, para el hígado, para tratar los vómitos y favorecer la producción de esperma.

Se utilizan las semillas de sus frutos y su aceite. También se come como alimento, tanto crudo como tostado, también se toma su aceite y, triturado, se prepara una bebida con leche y azúcar.

113.- Hadid (Hematites)

. Mineral (Peróxido de hierro; variedad de Oligisto).

. Empleado por el *bidán* para tratar diferentes formas de anemia.

El polvo es añadido a otros compuestos medicinales.

114.- Hadt, Tahara (en tamahaq) (Cornulaca monocantha Del.)

. Pequeño matorral espinoso.

. Los *bidán* toman la decocción de la planta para tratar la ictericia (tomado por la mañana), también como depurativo y purgante; el jugo de la planta joven ablanda y ayuda a caer las costras de las heridas viejas.

Es un buen pasto para el ganado, sobre todo para las hembras por aumentar la producción de leche.

115.- Halaba o Halba (Trigonella foenum greacum)

. Planta de pequeño tamaño.

. En Mauritania se emplea para curar la tuberculosis, las hemorroides, el estreñimiento, aumentar la leche en las madres y regular el ciclo menstrual.

. Los saharauis lo emplean, con leche o sopa de trigo, para tratar los estados anémicos de los niños.

116.- Handall, Ilif, Turya, Ahday Lemmar o Turya (melón o sandía de burro) (Coloqíntida; del griego Kolokynthis; Cucumis colocynthis L.; Citrullus colocynthis Schrader o colocynthis-idem)

. Planta herbácea de la familia de las cucurbitáceas que se extiende sobre la superficie del terreno con tallos rastreros y que produce como fruto una especie de melón conocido como *serkás sahara* (melón del desierto o melón de burro). Fruto de forma, color, tamaño variado y de sabor muy amargo, denominado calabaza salvaje o amarga y cuya pulpa es un violento purgante. Los hay de varios tipos, con líneas discontinuas fuertes y amarillos y blancos, son esponjosos y blandos, y su núcleo es blando debido a que su contenido es similar al sebo, y los hay de color negro, y dentro de la semilla hay una grasa agria.

. En la *Trab el-Bidán* dicha planta, que no puede ser utilizada más que por el médico en atención a su toxicidad, ablanda el sistema linfático, las articulaciones y los dolores reumáticos aplicando su pulpa calentada y los nervios, fluidifica la bilis y la sangre, trata las enfermedades de las articulaciones y de los nervios, la ciática y los dolores de las articulaciones de los pies y de las manos, también se emplea su pulpa como purgante. Hay una variedad denominada Coloquíntida de Egipto, también conocida como Cateramba que allí se empleaba en pomada cicatrizante junto con miel, hueso de sepia triturado y corteza de sicomoro en polvo.

Para las enfermedades urinarias y la gonorrea se recomienda introducir el pene en la sandía caliente a través de un orificio practicado al efecto hasta que se enfríe; operación que hay que repetir varias veces al día.

También sirve para la epilepsia, la locura, la falta de memoria, la lepra, para el ataque del frio, la picadura de los escorpiones y serpientes, el dolor de muelas, y para las varices de las mujeres untándolo fresco; quemando sus granos como incienso para matar las pulgas; si se cuece su raíz en vinagre, el cocimiento es bueno para el dolor de dientes; y si se cuece su ceniza caliente en vinagre y se añade aceite sirve para el dolor de oídos, y también para las enfermedades del frío y para facilitar el curso de la sangre.

Si el melón es amarillo con líneas, se emplea para lo dicho pero es menos eficaz que el blanco y amarillo sin trazos, no empleándose hasta que desaparece el verdor y se abre.

Los médicos tradicionales lo usan entonces para el vaciado intestinal, tomándolo después de "ablandar" previamente el estómago con materias alimenticias ligeras, como el pan, la leche u otros; luego se toma una pequeña cantidad de su núcleo, o polvo de su raíz, y luego se bebe leche fresca en abundancia, y de esta forma actúa como laxante; de la misma forma se usa contra el veneno

Sus hojas, colocadas sobre el enfermo, son empleadas para tratar la lepra y las enfermedades de la piel.

Y su semilla, triturada y mezclada en agua con goma arábiga se bebe para combatir la diabetes.

Asimismo, se utiliza como cicatrizante de las heridas de los animales.

117.- Helyoune (Aspergus officinalis)

. Planta.

. Utilizada en Mauritania como diurético, contra las enfermedades del hígado y como fortificante. Para el tratamiento se prepara una bebida con el cocimiento de la raíz o una infusión con el resto de la planta.

118.- Hemeire o Hemera (Purolosita)

. Mineral (Forma natural de bióxido de manganeso).

. Empleado en la *Trab el-Bidán* para tratar las enfermedades e irritaciones de los ojos, así, mezclado con grasa se aplica sobre los ojos afectados.

. Las saharauis lo toman también por las noches para el embarazo.

119.- Henna (Del árabe Al-Hanna, Alheña o Aligustre; Ligustrum vulgare)

. Arbusto de la familia de las oláceas, con flores blancas, originario de Arabia; de sus hojas secas trituradas se obtiene un polvo del que se extrae un tinte rojo utilizado como medicamento y para teñir el cabello y la decoración de manos y pies en las mujeres.

. Dicha planta es citada en el tratado de Ibn El-Beither, célebre herborista del Ándalus en el siglo XIII; en dicha obra referencia a los siguientes autores en relación con el uso terapéutico de la planta: El Basry, Et-Tabery (éste la empleaba con éxito para tratar los tumores blandos inflamados), Ibn Rodhonan, Cherif, Ibn Zohr e Ibn Massouih.

. En la *Trab el-Bidán*, la mezcla de las flores, de agradable olor, con cera purificada y aceite de rosas es saludable para las afecciones de las costillas y sus debilidades. Se emplea también para tratar los granos que aparecen en la boca de los niños.

El polvo de *henna* (hojas secas trituradas) mezclado con grasa se utiliza para curar quemaduras; si la quemadura presenta herida abierta se echa el polvo en ella.

Es también utilizada en ciertos casos de cáncer como el sarcoma, contra las contriciones gástricas y dolores de estómago, las hemorragias, los dolores de cabeza por exceso de calor (insolaciones) cubriendo la misma y los pies con una pasta de dicho producto preparada en agua hirviendo (este tratamiento, renovado tres veces al día, se suele acompañar con sangrías en la cabeza o en la nariz para extraer la sangre "muerta"; asimismo se suele colocar un clavo al rojo en la cabeza provocando una quemadura); trata también las hinchazones del páncreas, refuerza y activa el corazón, las infecciones por picaduras de las moscas, los problemas en las arterias y las inflamaciones del colon.

Se considera eficaz en el tratamiento de las enfermedades de la cabeza y de los huesos; también para las enfermedades del vientre, el páncreas y la ictericia.

Asimismo como antiséptico y para tratar los reumatismos; si estos proceden del frio se cubre el miembro dolorido de una pasta de *henna* y luego se introduce en arena previamente calentada; si provienen del calor se procede de la misma forma introduciendo el miembro afectado en arena fresca.

Mezclada con polvo de cristal tostado, *loumke*l, fruto del *amur* (*sallaha*), orina de cordero puesta al sol y *eguenat*, se emplea para tratar las dermatosis.

Popularmente es empleado para cortar las hemorragias de la nariz no provocadas por golpes; el tratamiento es similar al ya descrito para los dolores de la cabeza (caso de hemorragia

provocada por golpe se lava el interior de la nariz primero con agua, y luego con perfume y leche maternal; así mismo es bueno respirar por unos instantes la sal quemándose en el fuego).
También es utilizado para tintar y fijar los cabellos.

120.- Hindba (Cich. intybus)

. Planta.
. Empleada en Mauritania para tratar las enfermedades del hígado y la atrofia de los miembros.
Para el tratamiento se utilizan las flores, las hojas y la raíz. Se comen las partes indicadas directamente o se bebe el líquido extraído de la misma.

121.- Iglale (Mitragyna Inermis-Willd)

. Árbol.
. Los mauritanos lo emplean para tratar el catarro, la malaria y la epilepsia.
Se utilizan las hojas y la corteza preparando extractos con cada de las partes indicadas.

122.- Ignin (Capparis decidua Edgew)

. Árbol.
. Tanto por los mauritanos como por los saharauis su fruto (*bagrali*) es utilizado como alimento energético.

123.- **Ikik** (Combretum Aculeatum)

. Arbusto pequeño espinoso.
. Empleado en Mauritania para tratar el constipado, la blenorragia y la lepra.
Se utilizan las hojas, la raíz y los frutos. Para ello se preparan decocciones de las hojas y de la raíz; el fruto se come.

124- **Ileine** (Guilva senegalensis)

. Árbol.
. Empleado por los mauritanos para tratar la diarrea, la disentería, las enfermedades de la piel y la lepra. Para ello se utilizan las hojas, las ramas pequeñas, la raíz, la madera y la corteza.
Las hojas se añaden a la bebida preparada con mijo y con las otras partes se preparan decocciones.

125.- **Imigigue, Mijij, o Guoli (en tamahaq)** (Grelvia bicolor Juss.)

. Árbol. Especie integralmente protegida en Mauritania por la ley n° 97-006 del 20.01.97.
Se emplea contra las inflamaciones del intestino. Para el tratamiento se utilizan las hojas y la corteza; con las primeras se prepara una infusión y con la segunda se toma el resultado de su decocción.

126.- Indir (Baohinia rufescens-Lam)

. Arbusto.
. Empleado por los mauritanos para tratar la diarrea, la disentería, la fiebre y la lepra.
Se utilizan las hojas, los frutos y la raíz; se prepara un extracto de las raíces y de las hojas; el fruto se come directamente.

127.- Initdaye (en pulaar) (Moringa oleifera)

. Árbol.
. En Mauritania sirve para tratar la sífilis, el escorbuto, la fiebre amarilla, el beri-beri y las neuralgias. Con tal finalidad se utilizan las hojas, las flores, la raíz, la corteza y los frutos.
Las hojas y las flores se comen como legumbres, el fruto se toma cuando está verde (joven) y con la raíz y la corteza se preparan decocciones.

128.- Initi o Ihchich Initi (Cencurus biflorus Roxto o Catharticus Del.)

. Planta de la familia de las gramíneas; cuenta con espigas trigueñas de forma, y espinosas.
. En la *Trab el-Bidán* se emplea su harina para hacer pan, siendo un alimento energético
Húmeda es un buen pasto para el ganado.

129.- Inkinar (Synara scolymus)

. Planta.

. Empleada en Mauritania para tratar las enfermedades del hígado, como diurético y para regular la tensión arterial.

Sus hojas se comen directamente o bien se hierven, bebiendo luego el líquido resultante.

130.- Irzik (Mimosa pigra L.)

. Arbusto.
. Los mauritanos lo emplean para tratar el reumatismo, la obesidad, el catarro la fiebre, los dolores dentales y las dolencias oculares.

Se utiliza su raíz preparando un extracto o una infusión de la misma (bebida o como gotas nasales). También se utilizan aunque algo menos sus hojas.

131.- Itweidimit Idhib (Adenium obesum-Forsk)

. Arbusto.
. Empleado en Mauritania para tratar las úlceras, las enfermedades de la piel y las caries dentales utilizando su látex y la raíz.

Para ello el látex o un extracto de la raíz se aplica localmente.

132.- Ivirchi (Salvadora pérsica)

. Árbol.
. Los mauritanos lo usan para tratar la bronquitis, el catarro, el asma y las enfermedades del hígado. Se

utilizan las hojas, los frutos, la madera y las cenizas.
Las hojas se toman hervidas con la leche (su sabor salado modifica el de la leche), la madera se hierve y se bebe el líquido resultante, las cenizas se toman con líquidos y el fruto se come.

133.- Izguilin o Caror (Borassus aethiopum)

. Palmera típica (alta).
. Los mauritanos la emplean como alimento para ayudar al crecimiento y para la falta de azúcar. Se utiliza la savia, las semillas, la pulpa oleosa, y los frutos.
La pulpa se come cuando falta azúcar, su sabia y el zumo de su fruta se bebe, y las semillas y la médula se comen como alimentos.

134.- Jalanchan o Jalany (árabe) (Galanga; Alpinia officinarum)

. Planta herbácea de la familia de las cingiberáceas.
. Excita el estómago, quita los olores, disipa la angustia, actúa sobre el frio y la tos, también es utilizada en la fabricación de bebidas.
Los mauritanos utilizan su raíz en rizoma que es aromática, amarga y picante de sabor.

135.- Jamira, Hamaira, o Hemeïre (Tierra roja)

. Mineral (piedra de color rojo):

. Empleada en la *Trab el-Bidán* para tratar la hinchazón de los ojos (la pasta preparada en base a leche y *jamira* se aplica externamente), los orzuelos, los granos de la piel (forúnculos: *taje*) nada más comenzar a aparecer, el acné (aplicando una pasta preparada con *jamira* y mantequilla), los panadizos, junto con leche *chewka* (maternal) o bien con leche cuajada (*amzig*), ciertos tumores sólidos conocidos como *enrike* y *homra*, los dolores de los ganglios y las quemaduras; para su aplicación se mezcla con grasa animal o mantequilla (*zebda*).

Se tritura hasta convertirlo en polvo y se mezcla con grasa animal (es buena la de la joroba (*edarwa*) del camello conocida como *ludek*) y leche preparando así una pomada para su aplicación en las quemaduras. Mezclado con leche, goma arábiga y pelo de camello (*lubar*) se prepara una pasta, conocida como *el-jebira*, que se emplea a modo de escayola en las fracturas y dislocaciones ya previamente reducidas e inmovilizadas con férulas de madera (ramas de árboles) y vendas.

Como medicamento fresco y seco facilita la mezcla de la sangre, corta las hemorragias nasales y las de los accesos; mezclada con agua y hervida con azúcar produce una bebida que trata las enfermedades del hígado y del páncreas.

También se emplea, disuelta en agua caliente, para lavar los dientes y para curar las llagas de la boca haciendo enjuagues durante tres veces al día y en especial antes de comer.

136.- Jerk (Anogeissus leiocarpus-Dc)

. Árbol.

. Empleado en Mauritania para combatir la fiebre, la diarrea, las enfermedades de la piel y las úlceras utilizando la raíz, los sépalos y los frutos.
Se prepara un extracto de la raíz y se toman los sépalos y los frutos con las salsas de las comidas.

137.- Juliana (Hesperis Matronalis L.)

. Planta crucífera aromática.

. Los mauritanos emplean su fruto que en el agua produce una solución que trata los granos e introducida en los ojos los cura y los limpia de las enfermedades debidas al frio.

138.- Karneb (Brassica cauloraba)

. Planta.

. Se emplea por los mauritanos para tratar la anemia y la diabetes utilizando las hojas y el zumo extraído de la planta.
El zumo se bebe y las hojas se comen cocidas.

139.- Karot o Karoure (Zanahoria; Daucus carota L.)

. Planta herbácea bianual de la familia de las umbelíferas.
. Los *bidán* la recomiendan para personas de naturaleza caliente. Es empleada para tratar la

tuberculosis, las enfermedades del calor, los males torácicos, dolencias del hígado, renales, diarreas y la obesidad. Se considera muy nutritiva para los niños (tomada cruda acelera su crecimiento). Modera los alimentos picantes y refuerza el cuerpo De la misma se emplea la raíz (zanahoria), las hojas y los frutos.

La raíz se come o se bebe su jugo; las hojas hervidas se aplican como apósito en las zonas afectadas por la enfermedad (doloridas) o bien se bebe (dos vasos por día) el líquido obtenido; los frutos se toman en infusión.

140.- Karvess (Apium graveo Lens)

. Planta.

. Empleada en Mauritania para tratar las enfermedades del hígado, la malaria, las úlceras y ayudar a la función cardiaca.

Se utilizan las hojas y la raíz.

Las hojas previamente hervidas para las llagas de las quemaduras, y la decocción de la raíz para las otras dolencias.

141.- Kebid (Higado animal)

. Órgano animal (de camello, de cordero, de cabra y de pescado).

. Empleado por los *bidán* contra el raquitismo, la falta de ácido fólico, la falta de hierro, la insolación, la falta de glucosa, toda suerte de enfriamientos, catarros y gripes y contra la disentería.

El de camello, asado, para la falta de hierro y de ácido fólico; el de pescado, cocido, para el raquitismo; el de cabra, asado o cocido, para la insolación y la falta de glucosa; y el de cordero, asado, para todo tipo de enfriamientos.

142.- **Kebrit** (Azufre)

. Mineral.

. Empleado en la *Trab el-Bidán* para tratar las enfermedades de la piel, tratar forúnculos y la lepra (también para la del camello); para la sarna (*yerab*) se mezcla con grasa o mantequilla añadiendo, en su caso, leche de vaca. Se debe utilizar en pequeñas dosis ya que es altamente tóxico. Con tal mineral se prepara un apósito para la parte afectada. También se confecciona una pomada (remedio popular) mezclando azufre, pólvora y manteca.

143.- **Keleile** (Ziziphus spina-Christi)

. Árbol.

. En Mauritania se emplea para tratar las costras de las heridas y para purificar la sangre. Se utilizan los frutos, las hojas, la raíz y la corteza.

El fruto se come, las hojas como compresas y la raíz y la corteza en infusión.

144.- Kerath (Allium porrum)

. Planta.
. Empleada por los mauritanos contra el reumatismo, la anemia y las hemorragias. Se utilizan todas sus partes.
. Se bebe como zumo el jugo extraído de la misma y las hojas se comen cocidas o se prepara una infusión.

145.- Khamh (Tricticum Sp)

. Planta.
. Empleada en Mauritania para tratar la tos, el catarro, la diarrea y la disminución de sales minerales. Se utiliza la corteza.
Se prepara una masa (especie de "pan" al secarse) con agua y polvo de la corteza.

146.- Khardel (Brassica)

. Planta.
. En Mauritania se emplea para tratar el cáncer, las cefaleas, la cirrosis y la anemia utilizando todas sus partes.
El polvo de la planta mojado con agua tibia se aplica como apósito a las partes enfermas o bien se preparan infusiones.

147.- Khassab Soukar (Sacearum officinarum)

. Planta.

. Empleada en Mauritania para combatir el beri-beri. Se utilizan los tallos tomando el jugo de los mismos.

148.- Kheilt Eljail (Lavandula coronopifolia Poiret)

. Planta herbácea con flores moradas.
. Los saharauis utilizan el líquido resultante de cocer sus hojas frescas y tallos pare tratar el asma y los cólicos renales.

149.- Khiyar (Cucumis sativus)

. Planta.
. Empleada por los mauritanos contra las intoxicaciones, la diabetes y los cálculos.
Se utilizan todas sus partes tomando el jugo extraído de la planta.

150.- Khol, Kehla, Kehle, Khala, Sorki o Tazult (en tamahaq) (Sulfuro de Antimonio; del latín Antimonium)

. Mineral (metal blanco azulado, quebradizo; en algunos casos es citado erróneamente como tal el sulfuro de plomo o el oxido de hierro). El antimonio mauritano es dividido en dos categorías uno, no tóxico, es el empleado en medicina y el otro inutilizable por su mala calidad.
. Los *bidán*, lo emplean para proteger los ojos de la sequedad del aire, secar las úlceras (en las heridas

con carne suelta es indeseable), limpiar los ojos y tratar la conjuntivitis, reforzar la vista, quitar la obscuridad de los ojos y cortar las hemorragias del interior de la nariz. Para las enfermedades de los ojos se aplica antes de dormir.

El polvo del mineral colocado alrededor de los párpados, pestañas y cejas, se cree que defiende los ojos de las moscas y de la entrada de cuerpos extraños.

Las mujeres lo utilizan como cosmético para pintarse los ojos (embellecer el contorno de los mismos) y los labios.

Los tuaregs también emplean para lo mismo el bióxido de manganeso.

151.- Koubaz (Malva Comun o Sylvestris)

. Planta anual o bianual herbácea.

. Empleada en Mauritania para tratar las úlceras, anginas y la tos. Se utilizan las hojas, las flores y la raíz.

Se toman infusiones de las partes citadas; también las flores como apósito.

152.- Koukri o Kokori (en pulaar) (Dioduros mespiliformis)

. Árbol.

. Los mauritanos lo emplean para combatir la fiebre, la malaria, la sífilis y la lepra utilizando las hojas, la corteza, la raíz y los frutos.

Se prepara un extracto de cada una de las partes señaladas; los frutos se comen.

153.- Kuz (Calabacera; Cucurbita pepo L.)

. Planta cucurbitácea de tallos rastreros.
Los mauritanos emplean las pepitas de su fruto, la calabaza. Machacadas y hervidas producen una solución que bebida en ayunas trata las enfermedades debidas a los gusanos parásitos del vientre, facilitando la expulsión de los mismos (sobre todo de la tenia).

154.- Laarad (Salsola terragona Del.)

. Arbusto.
. Los saharauis con sus hojas secas preparan una infusión que reduce la fiebre y alivia los problemas de estómago, nauseas y vómitos.
Sus cenizas, quemada la planta, se utilizan para curar heridas e infecciones de la piel.

155.- Lagaia (Zygophyllum gaetullum)

. Arbusto de hojas suculentas.
. Los saharauis emplean sus hojas, tallos y raíces.
El agua de cocer sus hojas verdes se emplea para tratar la hipertensión y enfermedades estomacales; el cocimiento de las mismas con los riñones del camello se emplea para aliviar la hepatitis; y machacadas junto con pedazos de carne de camello

y su leche sirven para tratar la diabetes y dolencias estomacales.

Los tallos secos triturados y mezclados con grasa caliente de camello se emplean para curar los catarros y aliviar el dolor de oídos.

Con las raíces machacadas con las hojas y agua se prepara un emplasto que se unta en las zonas cubiertas de espinas para facilitar su extracción.

La piel de la raíz una vez molida mezclada con harina de cebada es un alimento bueno para curar la tuberculosis.

Asimismo, con la planta cocida, sin las raíces, se prepara un emplasto para curar la mastitis de las camellas y el agua del cocimiento se utiliza para tratar las enfermedades de la piel de los camellos.

156.- Lannea acida A.

. Árbol.

. Empleado en Mauritania para combatir el raquitismo, el herpes, la disentería y la esterilidad. Se utilizan las hojas, la raíz y la corteza.

Con las hojas se preparan infusiones, y con la raíz y la corteza se hacen decocciones.

157.- Laurel (Laurus nobilis)

. Árbol o arbusto siempre verde de la familia de las lauráceas.

. Los *bidán* emplean sus hojas y sus frutos preparando infusiones para tratar las dificultades respiratorias, combatir la tos crónica y los

constipados, tratar problemas en la circulación sanguínea y las enfermedades reumáticas, los dolores de cabeza, el asma, facilitar la digestión, y curar los dolores de espalda y la ciática.
También se emplea como condimento en las comidas.

158.- Lavanda o Espliego (Lavándula agustifolia)

. Arbusto pequeño de la familia de las labiadas de olor perfumado.
. Empleada por los mauritanos para tratar los dolores de cabeza, los de la ciática, tratar el reumatismo, los problemas en las articulaciones, torceduras, los males mentales, los problemas gástricos, los gases intestinales y las palpitaciones. Se prepara en infusión.

159.- Leben o Lben, Kandra o Kossam (en pulaar) (Leche)

. Producto animal (de camella, cabra, o vaca).
. Se emplea en la *Trab el-Bidán* para tratar la falta de lípidos, la carencia de vitamina D, la úlcera, todas las afecciones digestivas, estados carenciales y para ayudar al crecimiento.
La de vaca, se toma fresca, transformada en yogurt, queso o mantequilla.
Fresca (*lben begra*) es tomada para las enfermedades del hígado, para reforzar el deseo sexual, suavizar la piel; para tratar el bazo enfermo se toma tras calentarla con un hierro al rojo y como

ayuda para tratar la sarna (*jerab*); también es
tomada en polvo (*dgig lben*); caliente con
mantequilla (y comiendo carne de cordero) para
tratar la tos seca y bebida añadiendo azúcar es
buena para las retenciones urinarias; con mijo y
leche caliente se prepara una papilla que se come
para combatir la amebiasis y para tratar la
indigestión tomando antes algo de comida si es
posible.

La mantequilla se toma para la falta de lípidos y la
carencia de vitamina D; también mezclada con
jamira y dátiles triturados para tratar el acné y sola
para las erupciones provocadas por el sudor tras el
lavado de la zona afectada; con azúcar y queso
resulta buena para los dolores que se sienten en el
momento de orinar.

El yogurt es bueno para las úlceras; y el queso y la
leche fresca para los estados carenciales y el
crecimiento (varios vasos al día).

La leche de camella, fresca (*lben hlib*) o seca (*lben
snin*) es empleada para el tratamiento de la
hidropesía (a tomar durante cuarenta días), la
tuberculosis, asimismo favorece la digestión y la
orina, y también remite la inflamación de los
conductos urinarios (*isser*) tomada caliente con
azúcar y mantequilla.

Algunos creen que tomar leche endurece los
músculos.

La leche de la hembra del asno se considera buena
en especial (también las otras) para tratar tosferina.

Una cucharada de leche mezclada con otra de miel
sirve para tratar las manchas negras que suelen

aparecer en el rostro de las mujeres (producto de belleza natural) por el efecto del sol; se emplea como mascarilla durante quince minutos y luego se lava la cara con agua templada.

También se la mezcla con miel y limón para la irritación de garganta y, en general, tomada templada es buena para ayudar a curar los catarros (en el Sáhara Occidental se toma caliente con un picante (pimienta) añadido, dos veces al día, al acostarse y al levantarse; también se inhalan para lo mismo los vapores de esta leche; caliente y mezclada con agua a la misma temperatura es buena para tratar enfermedades del bazo; y mezclada con oxido de hierro o herrumbre y azúcar para tratar la sinusitis (*siguiga*); así mismo la inhalación de los vapores de la leche caliente ayudan a combatir la misma y la congestión de la nariz.

160.- Lebtheime, Lebeveyme, Leïda (en tamahaq) (Hyoscyamus muticus)

. Planta.

. Empleada por los mauritanos y los tuareg para combatir los dolores, la fiebre, tratar la tuberculosis y los males oculares.

Se utilizan las hojas, las flores y las semillas preparando extractos con cada una de las partes citadas.

Se dice que en la localidad de Kiffa (Región de Assaba en Mauritania) algunas hojas en el té adormecen o drogan a quien las toma y que por eso

hay que tener cuidado ya que, según se dice, algunas mujeres emplean tal brebaje para "cazar" o "complicar la vida" al hombre.
Por tal cualidad se usan para anestesiar a las personas que precisan de alguna operación.

161.- Left (Brassica napus)

. Planta.
. En Mauritania se utilizan sus tubérculos para tratar la obesidad, como diurético, y las enfermedades torácicas. Se toma el líquido de aquel cocido añadiéndole azúcar.

162.- Legleia, Legleiya, Legleye, o Khalda (en tamahaq) (Grewia tenax-Forsk)

. Árbol de pequeño tamaño.
. Los *bidán* emplean sus frutos de color rojo para tratar la debilidad y los males gástricos; se comen crudos o cocinados con mantequilla.

163.- Legtaf (Atriplex halimus L.)

. Arbusto.
. Los saharauis emplean sus hojas secas.
La infusión en agua o té preparada con el resultado de triturar las hojas sirve para tratar la hipertensión, enfermedades del corazón, asma, resfriados, bronquitis, la fiebre en los niños, diabetes, cólicos renales, infecciones urinarias, enfermedades estomacales, reuma, diabetes, quistes en las

mujeres y los estados depresivos. También se aplica la infusión en las zonas inflamadas y doloridas, o afectadas por reumatismo, como anti doloroso.

Con las hojas secas machacadas con dátiles se preparan supositorios para tratar la esterilidad y evitar abortos. Y hervidas y mezcladas con aceite de *argán* se prepara un emplasto para curar la mastitis.

164.- Lehbaila (Heliotropium ramosissimum D. C.)

. Planta rastrera.
. Los saharauis emplean las hojas frescas o secas trituradas.

Trituradas se emplean para paliar los dolores dentales, de quemaduras y las heridas infectadas.

Asimismo, mezcladas con aceite se prepara un emplasto para evitar la caída del cabello y para paliar las manchas del vitíligo y tratar diversas psoriasis.

El agua de cocer las hojas sirve para enjuagues bucales caso de infecciones y, bebida por las mañanas, para la diabetes.

El jugo resultante de triturar la planta fresca se emplea como tinta.

165.- Lehreyse (Echium horridum)

. Planta boraginácea.

. Los *bidán* la consideran útil contra el veneno de la víbora. Para tratar la mordedura hay que lavar la misma con el jugo de la planta y beberlo.

166.- Lehweidhig, Lehweitig (Feretia apodenthera Del)

. Arbusto.
. En Mauritania se emplean sus flores, la raíz y frutos contra la sífilis, la blenorragia, lepra y las mordeduras.
Se preparan decocciones de la raíz; las flores trituradas para las mordeduras; el fruto machacado para las mordeduras aplicándolo en las mismas; las hojas secas se comen como legumbres; y el polvo de su corteza cura las enfermedades de la boca y las encías.

167.- Lemhada (Prosopis africana)

. Árbol.
. Los mauritanos lo emplean para combatir los dolores dentales, el reumatismo, la dermatosis, la bronquitis y la disentería utilizando las hojas, los frutos, la corteza, la raíz y las semillas.
La fruta se come, las semillas se fermentan y luego se comen, y con las hojas, la raíz y la corteza se preparan decocciones

168.- Lemhada (Prosopis Juliflora)

. Árbol.

. Empleada por los mauritanos para tratar las úlceras. A tal fin se utiliza la corteza macerada.

169.- Lemjaimza (Cleome arábica L.)

. Arbusto.

. Los saharauis emplean la planta entera (tallos, hojas y frutos).

El resultado de cocer la planta en té o leche se bebe para curar los catarros, bronquitis y gripe, aliviar los dolores reumáticos; asimismo la fiebre mojando la carne con el agua de dicha cocción.

La planta triturada se añade a los alimentos y a la leche para evitar abortos y ayudar en los partos difíciles, combatir la esterilidad y la apatía sexual.

Con sus hojas secas trituradas y mezcladas con aceite o grasa se hace un emplasto contra los dolores; mezcladas con leche fermentada contra las diarreas; y cocidas con grasa de camello junto a un tejido que contenga *nil* se forma un emplasto con poder cicatrizante.

El agua de cocer sus hojas y frutos sirven, en enema, para el estreñimiento.

Con los frutos maduros, sin semillas, y azúcar se prepara una mermelada que ayuda a combatir los síntomas de los catarros.

El caldo preparado con sus tallos y carne cocidos en agua o leche se emplea para tratar enfriamientos e infecciones urinarias y vaginales.

Respirar el humo de la quema de la planta trata las enfermedades urinarias, del corazón, el reuma, la impotencia sexual y ayuda en los embarazos difíciles.

170.- Lemkhaneze (Dichrostachus cinerea)

. Arbusto espinoso.
. En Mauritania emplean hojas, la raíz y corteza para tratar la tos, la sífilis y la lepra. Así, se preparan infusiones de la raíz y de la corteza o se toma el polvo de las hojas.

171.- Lemleisse (Securinega virosa)

. Árbol.
. Empleado por los mauritanos para tratar la malaria, la neumonía, la diarrea y la esterilidad. Se utilizan las hojas, los frutos y la raíz. Se efectúa una decocción de la raíz y de las hojas, la raíz también se toma macerada en vino de palma.

172.- Lentejas (Ervun Lens L.; del latín: Lenticulam)

. Planta herbácea trepadora de semillas comestibles; familia de las papilionáceas.
Son tomadas por los *bidán* como alimento, y consideran que favorecen la orina, la menstruación y la circulación de la sangre.

173.- Lerbián, Larbien (Chamomilla pubescens Alavi)

. Planta rastrera con flores amarillas.

. Los saharauis utilizan sus hojas, o éstas junto con sus flores, para preparar infusiones en agua, té o leche con las que tratar la faringitis, bronquitis, amigdalitis, dolores de garganta, asma, infecciones urinarias, cólicos renales, aliviar la fiebre y, mediante enjuagues de boca, los dolores dentales; y, sólo con leche, para los casos de agotamiento.
También se emplea como condimento para dar sabor al té y a la mantequilla.

174.- Lesaig (Forsskalea tenacísima L.)

. Planta arbustiva de hojas viscosas.
. En el Sáhara Occidental se tritura la planta seca y, mezclada con algo de azúcar, se emplea para tratar la hipertensión.

175.- Leucaena leucocephala

. Árbol.
. Los mauritanos la emplean para tratar la esterilidad, los disturbios digestivos y la blenorragia con las semillas y las hojas.
Las semillas se comen y con las hojas se preparan infusiones.

176.- Lfeiyel (Ruta tuberculata Forsk.)

. Planta herbácea.

. Los saharauis preparan con sus hojas secas trituradas y dátiles machacados una infusión a la que añaden azúcar que, bebida por las mañanas, produce contracciones del útero. Este tratamiento debe ir acompañado de un masaje en el vientre de la mujer con el resultante del cocimiento de hojas de *lemjainza* en aceite.

Con la aplicación de la pomada obtenida mezclando en aceite el polvo de trituración de sus hojas secas se evitan los dolores reumáticos.

177.- Lgandul (Convolvulus Trabutianus Schw. y Musch.)

. Planta arbustiva con flores blancas acampanadas.

. Los saharauis trituran la planta entera una vez seca para, mezclando el polvo obtenido con agua o leche de camella o cabra, o bien con caldo y cebada, preparar una sopa con la que tratar las malas digestiones o como laxante.

Para el mismo tratamiento se emplea también el polvo de las hojas trituradas mezclado con harina de trigo, y el de la corteza de sus tallos o de sus raíces mezclado con agua o leche, con caldo y cebada, o bien con leche, harina de trigo y aceite o mantequilla.

178.- Lgarsa (Limonium sinuatum)

. Planta herbácea de pequeñas flores blancas.
. Sus hojas frescas son empleadas por los saharauis para tratar la diabetes y las molestias estomacales. Así mismo se comen en ensalada.

179.- Lgartufa (Cotula civerea Del.)

. Planta arbustiva con flores amarillas.
. Los saharauis hacen una infusión con la planta que sirve para ayudar a combatir los catarros y aliviar las afecciones estomacales.

180.- Lghalga (Perdularia tomentosa L)

. Planta arbustiva con pequeños frutos espinosos.
. Los saharauis utilizan el látex que resulta de machacar sus hojas verdes contra las picaduras de la víbora (*lefa*) y escorpión (*agrab*), y el dolor de muelas, así como para ayudar a extraer las espinas. Como el látex es caustico hay que evitar el contacto con mucosas y ojos.

181.- Lghardag o Legardag (Licyum intricatum Boiss.)

. Planta arbustiva con flores pequeñas moradas y bayas rojas.
. Los saharauis emplean el jugo extraído de machacar sus hojas verdes, sin mezcla alguna o con

agua, como gotas oftalmológicas (también en los animales).

Su futo se come crudo o bien preparado en mermelada.

182.- Lidgir (Andropogon Laniger Desf.)

. Planta herbácea.

. Los *bidán* emplean la ceniza resultante de quemar sus hojas, una vez triturada, como cicatrizante de heridas y quemaduras, tanto de las personas como de los animales.

183.- Lilianthe (Aceite de Oliva; Olea europaea)

. Árbol.

. Empleado por los *bidán* para facilitar la digestión, combatir los gusanos intestinales, tratar las inflamaciones pulmonares y los problemas gástricos; así mismo para limpiar todas las partes del cuerpo.

Se utiliza el aceite extraído de las aceitunas. Dicho aceite es nombrado en los *Hadiths* del Profeta: "Consumir el aceite de oliva y el fruto ya que proceden de un árbol bendecido".

184.- Lino (Linum usitatissimum L.)

. Planta de la familia de las lináceas.

. Los mauritanos lo emplean para calmar los dolores y las inflamaciones del estómago y bajo vientre y la de la piel de las mucosas, tratar los

146

dolores de la tos seca y del constipado, los dolores de las úlceras, de los intestinos, de los riñones y de la próstata.
Para ello se utilizan sus semillas en polvo o su aceite (para uso externo).

185.- Ljamcha o Lkamcha ("la garra") (Anastásica hierochuntica L.)

. Planta herbácea.
. Los saharauis emplean sus hojas, verdes o secas, sus tallos, semillas o la planta entera.
Las hojas verdes se usan para paliar las manchas en la piel procedentes de heridas, quemaduras y granos.
La infusión resultante de cocer las hojas reducen los síntomas del asma.
Las hojas secas machacadas se mezclan con goma arábiga de la *talha*, azúcar y agua o té y se bebe para combatir los dolores de estómago y la gastritis. Y si se toma el polvo fruto de triturar las hojas mezclado con agua, sirve para el tratamiento de las enfermedades del corazón.
El cocimiento de la planta entera reduce los dolores del parto, las infecciones urinarias, la falta de apetencia sexual y la esterilidad.
El polvo resultante de triturar toda la planta una vez seca se fríe en aceite y se prepara una crema para aplicarla en los lugares doloridos.

186.- Loto (Nymphoea lotus)

. Planta de la familia de las ninfeáceas.
. Considerado por los mauritanos medicamento fresco y seco. Emplean sus hojas para reforzar la digestión, tratar las dolencias del estómago y reforzar la potencia sexual, la debilidad del corazón, disturbios de la tensión la debilidad mental, y contra el vértigo.
También se usa para embalsamar a los muertos.

187.- Loumkel o Lumkel (Jarosita)

. Mineral (Sulfato férrico potásico hidratado).
. Empleado por los *bidán* para combatir los dolores, la anemia, los malestares digestivos, la caída del cabello y las molestias cardiacas. También es usado para blanquear la piel añadiéndole en las comidas o bien consumiendo mijo asado con agua de jarosita. Se toma en polvo mezclado con agua y miel.

188.- Lowz (Fruto del Almendro; Prunus laurocerasus L)

. Árbol de la familia de las rosáceas.
. Los *bidán* emplean el aceite de las almendras para las anginas; asimismo, tomando algunas cucharadas entre las comidas, trata los problemas de orina; también se emplea para curar eczemas, quemaduras y enfermedades de la piel; en gotas para el dolor de oídos y mezclado con huevo y

tierra roja (arcilla) para las hemorroides; también es utilizado para la sangre, las diarreas, suprimir el dolor de las úlceras, tratar la erisipela, las inflamaciones, los problemas del vientre, destruir los gusanos intestinales y como astringente.
Se utiliza su fruto como alimento y su aceite para tratar las dolencias señaladas.

189.- Lubar Jmel (Lana de camello; se habla del dromedario aunque en el Sáhara se diga siempre "camello")

. Producto animal.
. Empleada en la *Trab el-Bidán* para los vendajes ya que se parece mucho al algodón; forma parte en la preparación de aquellos rígidos empleados para corregir fracturas y dislocaciones, mezclándolo con leche, goma arábiga y *jamira* en las proporciones adecuadas.

190.- Ludek Jmel (Grasa de la joroba del camello)

. Producto animal
. Empleada por los *bidán* sola o para acompañar varios remedios; por ejemplo, para tratar las tuberculosis (considerada "difícil de curar") se toma la grasa seca y luego una sopa caliente.

191.- Lyarguig (Helianthemum lippi Pers)

. Planta arbustiva.

. Los saharauis emplean la infusión hecha con sus hojas secas para aliviar los dolores de estómago.
En su raíz se forman unos tubérculos (*terfe*) que son comestibles.

192.- Lyfna (Gymnocarpos decandrus Forssk.)

. Planta arbustiva.
. Los saharauis cuecen su corteza y hojas secas en leche o té, o bien en sopa de trigo o cebada, para atender las afecciones gástricas.

193.- Maa, Aman (en tamahaq) (Agua)

. Potable: trata las enfermedades de la cabeza debidas al calor, limpia los riñones, conduce los alimentos en el estómago, acelera la digestión y produce la orina. Es bueno beberla sobre todo por la mañana.
. Agua mineral natural (*aaden*): considerada como muy eficaz para las enfermedades de los riñones y las debidas al calor.

194.- Manzana (Fruto del pyrus malus L.)

. Fruto del manzano, árbol que no se encuentra en el Sáhara.
Empleado por los *bidán* por favorece la digestión y ser elemento nutritivo para los convalecientes.

195.- Manzanilla o Camomila (Matricaria chamomilla)

. Planta anual de la familia de las compuestas.

. Para los *bidán* saca al exterior los gases del sistema digestivo; es indicada para calmar los dolores de cabeza y los menstruales; y también para el baño.
A tal fin se preparan infusiones con sus flores.
Su vinagre es empleado para la relajación del cuerpo, para combatir el frio, curar las quemaduras y las heridas y para tratar la tuberculosis, los dolores de cabeza y la angustia.

196.- Mâru (Arroz; Oryza sativa L.)

. Planta anual de la familia de las gramíneas (se encuentra en el Sur de Mauritania, en las orillas del rio Senegal).
. Los *bidán* emplean el agua del arroz para tratar los dolores agudos del vientre que se acompañan de excrementos sanguinolentos; también para tratar las enfermedades del calor en la consideración de medicamento frio y seco. Constituye un buen alimento para la debilidad.

197.- Mastaka (en árabe: Al-Mastaka)
(Almácigo o Lentisco; Pistacia lentiscus L.)

. Arbusto de la familia de las anacardiáceas; del mismo se obtiene una resina amarilla denominada mástique o almáciga.

. En Mauritania es indicado para los dolores de cabeza, la gripe, las hemorragias, la falta de digestión, la debilidad del hígado y del páncreas, para favorecer la evacuación de la orina y de la linfa, abrir el apetito, perfumar la boca y fortificar las encías, y dar olor a algunos alimentos como la leche y el queso, también tiene resultados positivos sobre la sarna por medio de emplastos. Se utilizan las hojas, los tallos y la resina.

198.- Mekke, Arnan, Ankel, Nenkel, o Kaum (Maiz o Blat de Moro; Zea mays L.)

. Planta de la familia de las gramíneas. Producto no propio del desierto.
. Empleada en la *Trab el-Bidán* como alimento energético en grano o en harina (maicena) de fácil digestión.
La infusión de sus barbas o cabellera ("hilo" de la espiga) se emplea como diurético, para las inflamaciones de la vejiga, las dificultades para orinar y la fiebre
En el antiguo Sáhara español se empleaba para tratar los granos de la cara; el maíz calentado con un poco de aceite se tritura luego hasta convertirlo en polvo que luego se coloca alrededor del grano en cuestión.

199.- Melh (Sal)

. Mineral (Cloruro sódico).

. En la *Trab el-Bidán* se encuentra en los lagos salados secos (*sebxa* o *sebja*).

De la misma es importante el sodio. Se emplea para la alimentación y tratamientos médicos. Es buena para los riñones, para equilibrar la tasa de sal en la sangre, para las diarreas. Sin embargo, puede provocar inflamaciones en el cuerpo o en determinados órganos. Es conveniente no abusar de la misma.

Disuelta en agua trata la deshidratación y junto con tabaco y leche maternal se emplea para expulsar a los insectos introducidos en el oído, y disuelta con la saliva y añadiendo miel, leche maternal o bien sangre de palomos para tratar las heridas oculares.

También, como remedio popular, es empleada para limpiar y curar las heridas producidas por un objeto que no sea hierro; a tal fin se pasa varias veces por la herida un pedazo de sal y después se lava con agua caliente, para luego volver a pasar de nuevo la sal (al tiempo se prepara una comida que refuerce al herido para ayudarle a su pronta curación).

Asimismo, disuelta en agua templada se usa para la limpieza dental mediante enjuagues.

200.- Meloukhiya (Corlorus olitorus)

. Planta.

. Empleada en Mauritania para tratar el estreñimiento y las enfermedades del bazo. Para ello se utiliza toda la planta. Se toma como legumbres secas.

201.- Mengou (Mangifera indica L)

. Árbol.

. Los mauritanos para combatir la fiebre, tratar el asma y la disentería utilizan las hojas, las flores, la semilla del hueso de la fruta y la corteza.
Se hace una decocción de las hojas, corteza o flores; los frutos y las semillas se comen.

202.- Mesk o Hetdar (Perfume)

. Traído de fuera del mundo *bidán*; en base a éstos y resinas diversas se confecciona una pasta que luego seca y se quema para producir humos olorosos; en Mauritania se fabrica el denominado *libkhor*, compuesto de una parte de *tidik* ("unos comprimidos blancos de perfume provenientes de La Meca, Marruecos o España"), media parte de *haye* ("corteza de un árbol oloroso") y varias gotas de perfume líquido también traído del extranjero.
Se emplea no sólo para dar buen olor a la *jaima* sino para tratar los malos olores corporales de todo tipo (entre ellos los provenientes de la enfermedad) y tratar los dolores de cabeza.

203.- Mhar (Conchas marinas)

. Encontradas en el interior del desierto (fósiles).
. Los *bidán* emplean su polvo, tras triturarlas, para calmar los dolores gástricos, tratar la anemia y la inflamación de los vasos linfáticos, el cansancio y facilitar la circulación sanguínea.

204.-   Mhar Beyd Dlim (Cáscara de huevo de avestruz)

. Se encuentran en algunos puntos del desierto.

. Forma parte de la composición de muchos medicamentos *bidán* y se emplea para tratar enfermedades de la piel y de los ojos.

Machacada en polvo se emplea para las heridas, la sangre y problemas en la nariz (hemorragias).

205.- Mirística o Moscadero (Mirística fragans)

. Árbol de la India, de la familia de las misticáceas.

. Su fruto (nuez moscada) se emplea en Mauritania como condimento ("como la pimienta de la cocina"); también se utiliza su aceite. Entra en la composición de varios medicamentos ("polvos medicinales"), aunque no se la utiliza en exceso.

206.- Mitchahra (Ziziphus mucronata)

. Árbol (variedad de *sdir*).

. Empleado por los mauritanos para tratar la disentería, la bilarciosis y los dolores dentales. Para ello se utilizan las hojas, la raíz, la corteza y los frutos.

Se efectúan decocciones de las partes indicadas, el fruto masticado alivia los dolores dentales, también es tomado como sustituto del café.

207.- Mostaza Silvestre (Sinapis arvensis; del latín Mustaceus)

. Planta herbácea anual de la familia de las crucíferas.
. Los mauritanos la emplean para abrir el apetito y facilitar la digestión al estimular la saliva y las secreciones.
Se utilizan sus semillas.

208.- Mrokba, Afazzu (en tamahaq) (Panicum turgidum Forssk.)

. Planta herbácea gramínea
. Utilizada en la *Trab el-Bidán*.
Con el resultado de machacar sus hojas verdes se prepara un emplasto cicatrizante. El cocimiento de sus hojas secas con las de la *talha* se bebe contra las diarreas y los dolores estomacales.
Las raíces verdes sin corteza se cuecen en aceite con el resultado se aplican en el oído gotas contra la otitis. Dichas raíces una vez secas se trocean y se comen con miel para tratar el asma.
Sus frutos triturados producen una harina que es comestible (con ella los tuaregs hacen la *taguella*, especie de crepes cocidas en la arena)
También se comen sus tallos cuando están verdes.
La planta se da a comer a los camellos para eliminar los parásitos intestinales.

209.- Mulbaina (Launea arborescens Maire)

. Arbusto.
. Los *bidán* emplean el látex que se extrae de sus hojas para curar afecciones oculares en los niños.
Por su sabor amargo las mujeres se untan con dicho látex los pezones para ayudar al destete de los niños.
Un trozo de tela untado con el látex se utiliza para confeccionar amuletos infantiles contra las brujas.

210.- Naiti (en pular) (Crateva adansonii Dc)

. Árbol.
. Los mauritanos emplean las hojas, las ramas, la corteza y la raíz contra la migraña, los trastornos gástricos, la fiebre, la esterilidad, la ictericia y la lepra.
Se toman las raíces una vez secas y molidas, se prepara también un extracto de la corteza, y las ramas y las hojas en infusión.

211.- Nakhl (Phoenix dactylifera)

. Palmera (son célebres por sus dátiles las de los oasis de Chinguetti y Ouadane en Mauritania).
. Empleada por los *bidán* para atender la falta de glucosa y la falta de vitaminas.
Se utilizan los frutos (dátiles). Estos se comen directamente, con mantequilla, o se preparan macerados con otras bebidas (leche principalmente).

212.- Nanaa (Mentha sativa o Hierbabuena; Lycopus europaeus)

. Planta herbácea de la familia de las labiadas de la que existen diferentes tipos.

. Sus hojas frescas se emplean en la *Trab el-Bidán* (medicamento fresco y seco) contra los males gástricos, como fortificante cardiaco y afrodisiaco, trata los estreñimientos y actúa positivamente en la digestión. El aceite volátil que contiene tiene un efecto positivo sobre los humores.

Se emplea acompañando el té (bebida tradicional del mundo *bidán*, la "bebida del amor") o bien sola en infusión.

Remojada en agua caliente da una solución bebible que trata las enfermedades del frio y los vómitos, también refuerza al estómago débil y refuerza el deseo sexual. Sustituida el agua por la leche no hay cambios en sus efectos.

También tiene las siguientes ventajas: trata las crispaciones musculares, hidrata y reanima el cuerpo, combate las intoxicaciones, las enfermedades del hígado, de la bilis, de los intestinos, los gusanos intestinales, el asma, las inflamaciones de las arterias y de las "bolsas" de los ojos, la alergia, la sarna, las palpitaciones y los vértigos.

Igualmente es utilizada para perfumar los caramelos, la goma arábiga, el jabón y otros productos farmacéuticos.

213.- Naranja (Fruto del naranjo; Citrus aurantium Riss)

. Árbol de la familia de las aurianciáceas.
. Se emplea su fruto, la naranja, sus hojas y sus flores.
Comida la naranja o bebido su zumo (*kurasa*) trata las enfermedades del calor.

214.- N´beg (Ziziphus mauritiana)

. Arbusto.
. Empleado por los mauritanos para curar los cólicos, las inflamaciones intestinales, la hepatitis y las enfermedades venéreas.
Para el tratamiento se preparan infusiones con la raíz.

215.- Ndern (Bauhinia rufescens)

. Pequeño árbol frecuente en la región mauritana del Adrar.
. Los *bidán* emplean las hojas, frutos y raíz para el tratamiento de enfermedades.
Con la raíz se prepara un extracto empleado para tratar la fiebre y las diarreas.
La corteza de la raíz es usada para tratar las enfermedades venéreas, la lepra, diarreas, disentería, reducir la fiebre y los malestares del pecho.
Las hojas y los frutos que son comestibles para paliar las diarreas y tratar enfermedades oculares.

216.- Neem o Dimitubab (en wolof[34]) o Kaaki, Leeki o Nouwakini (en pulaar) (Lilas de las Indias *arishta* -que cura todas las enfermedades- o *pichumarda* -que cura la lepra- en la India; Azadirachta indica)

. Árbol. En Níger conocido como la "farmacia del pueblo" o "árbol farmacia" y en Angola como "cura todo".
. Los *bidán* emplean todas las partes de la planta: corteza, hojas, raíces, mediante extractos.
El humo de sus hojas verdes quemadas se emplea como insecticida repelente de los mosquitos; la decocción de las mismas hojas se emplea para tratar el paludismo (30 gramos de hojas en 1 litro de agua durante 30 minutos; después se bebe ½ litro por día); para la misma dolencia se aconseja un baño caliente en el que se han introducido alguna de sus ramas jóvenes; también se emplea la misma bebida para tratar el estreñimiento, la fiebre amarilla, los parásitos intestinales, la hepatitis, la ictericia, las úlceras, los edemas, la diabetes, la lepra y quitar las costras de la piel; la infusión de sus hojas junto con otras plantas se emplea contra los males del vientre y las almorranas; por otra parte el aceite de sus semillas es utilizado como pesticida y conservante; para los dolores de cabeza se aconseja acostarse sobre hojas mojadas y bañarse con agua en la que se han hervido hojas de *neem* para tratar los dolores provocados por el reumatismo y aliviar la fatiga.

La decocción de la corteza se emplea también para tratar el paludismo, aliviando la fiebre; así mismo para disminuir los efectos de las mordeduras de las serpientes y escorpiones.

La corteza, junto con hojas y extractos de *amur* (Acacia nilótica) se emplean para el tratamiento de las enfermedades venéreas (sífilis y blenorragia).

Con ramas pequeñas se hacen cepillos dentales, *mesuaq*.

En veterinaria se emplea para tratar las llagas ulcerosas del ganado, algunas lesiones crónicas de la piel, la sarna, la tiña y desalojar las larvas de las moscas presentes en las heridas.

217.- Ngued (Anvillea garcinii)

. Planta arbustiva.

. En el Sáhara, sola o mezclada con otras plantas y semillas, se emplea para tratar la impotencia sexual y las enfermedades urinarias.

218.- Nigelle (Grano negro; Nigela, Neguilla o Ajenuz, del árabe Ax-Xanuz; Nigella sativa)

. Planta herbácea anual de la familia de las ranunculáceas.

. Se emplea en Mauritania para tratar los dolores de cabeza, de vientre y la gripe, calmar los nervios, suprimir los forúnculos y las manchas solares, favorecer la saliva, la regla de las mujeres, el asma, malestares digestivos, enfermedades de la piel, la fiebre, disturbios de la tensión, la impotencia sexual, la debilidad y las enfermedades pulmonares. Triturado y aplicado sobre el cuerpo cura las enfermedades del frio

Se emplean las semillas molidas en infusión o frescas (de la Nigella damascena).

Medicamento recomendado por el Profeta; según el *Haditt*: "Utilizar Nigella sativa ya que es un medicamento que cura toda enfermedad salvo la muerte".

219.- Nil, Nila o Enilla (en tamahaq) (Añil)

. Planta arbustiva leguminosa de la familia de las papilonáceas.

. Los *bidán* la utilizan como protección contra el frio, como alimento y para proporcionar suavidad a la piel; las mujeres hacen verdaderas curas con este producto empleándolo para problemas estomacales e intestinales.

Se utilizan los tallos y las hojas; de éstos, por maceración se obtiene una pasta colorante denominada índigo de color azul algo violáceo. Al margen del uso medicinal es el tinte empleado para la ropa (antiguamente más que ahora) de hombres y mujeres de la *Trab el-Bidán* (al colorear la cara y las manos de las personas al desteñirse un tanto con el sudor, los hombres del desierto eran denominados "azules").

. Los tuareg lo emplean para el dolor de dientes; primero untan un pedazo muy pequeño de *melehfe* (velo de la mujer) en *enilla* y luego se mezcla con grasa de camello caliente confeccionando una bola que se extiende luego alrededor del diente con dolor, y así se sigue el tratamiento hasta que éste se calma. También se rodea de una mezcla denominada *rebta*, preparada con *hemera* (*jamira* en *hassaniya*) y *el-eleke* (goma arábiga), hasta que la encía se deshinche y desaparezca el dolor. En ocasiones estas mezclas y otras al efecto se introducen en las caries. El médico es el único que decide si el diente afectado hay que extraerlo.

220.- Nopal (Higuera chumba, de Berberia, del moro o de Infias; Opuntia ficus-dica Miller)

. Árbol de la familia de las catáceas que se encuentra en algunos lugares de la *Trab el-Bidán*.
. El fruto ácido se emplea para bajar la temperatura corporal, también es indicado para tratar el paludismo y las enfermedades del hígado. Para ello es necesario seleccionar los mejores, limpiarlos y añadir goma arábiga para reducir su acidez.

221.- Nuwwara o Noura (Rosal; Rosa canina y otras)

. Arbusto de la familia de las rosáceas.
. Empleado en Mauritania para calmar la fiebre amarilla, tratar los malos olores y los sudores en el *hamman* (baño); para suprimir los forúnculos bajo la forma de polvo cocido; y por actuar positivamente sobre los tumores agudos; también es útil para el estómago mezclado con miel.

Se utilizan sus pétalos y sobre todo sus frutos frescos macerados y cocidos.

222.- Oudhine, Oudhn o Lefrass (Terminalia macroptera Will)

. Árbol.

. Empleado por los mauritanos para tratar las enfermedades de la piel, la fiebre, la sífilis, las heridas, la disentería, la sífilis y la migraña. Para ello se utilizan las hojas, las ramas, la raíz y las semillas.

Se prepara una infusión de las ramas y de las hojas, y un extracto de la raíz y de las semillas.

223.- Oum Thib (Securidaca longepedunculata Fresen)

. Árbol.

. Se emplea en Mauritania para tratar la diarrea, la disentería, los problemas hepáticos, la otitis y la lepra. A tal fin se utilizan las hojas, la raíz y la corteza.

Se preparan infusiones con las partes apuntadas; el jugo de las hojas cocidas es utilizado para las mordeduras de las serpientes.

224.- Ouroz (Orisa sativa)

. Planta.

. En Mauritania se emplean los frutos y la raíz para tratar los problemas de la tensión arterial y la disminución de la orina.

Se prepara una bebida con el jugo de los frutos, la raíz en polvo y agua.

225.- Parkia biglobosa

. Árbol de gran tamaño.

. Los mauritanos emplean los frutos, las semillas y la corteza para tratar las caries, las enfermedades de la piel, los cólicos, la esterilidad y la bronquitis. Con las hojas machacadas y agua se prepara una pasta de aplicación sobre la piel y sobre las caries, la pulpa de la fruta da una harina que se come, y con la corteza y semillas se preparan decocciones.

226.- Perejil (Petroselinum hortense)

. Planta herbácea vivaz, de la familia de las umbelíferas.

. Empleada en Mauritania para favorecer la orina y la regla de las mujeres, normalizar el ciclo sanguíneo, reforzar la memoria, y combatir los constipados. Posee un gran valor nutritivo en sales minerales y se usa como condimento. Para ello se utilizan sus hojas.

227.- Piliostigma thonningii

. Arbusto espeso.

. Empleado por los mauritanos para combatir la tos, las enfermedades de los ojos y curar las heridas. Utilizan las hojas, la raíz y la corteza.

Se prepara una decocción de la raíz o de la corteza, o se toman las hojas cocidas.

228.- Poleo (Mentha Pulegium L.)

. Planta herbácea de la familia de las labiadas.

. Con sus hojas se tratan las enfermedades del frio (recogido en el *Umda*), añadido al té actúa beneficiosamente sobre el sistema linfático y sobre las dificultades respiratorias. El humo de sus hojas sirve para tratar la gripe. También se toma sólo como tónico en infusión.

229.-Pulemi (en pulaar) (Terminalia avicennoides Guill.)

. Arbusto.

. Empleado en Mauritania contra la tos, el catarro y la sífilis utilizando las hojas, la raíz y las cenizas de la planta.

Se preparan decocciones de las hojas y de la raíz; las cenizas se toman mezcladas con bebidas o alimentos.

230.- Quinina (Azadirachta índica)

. Árbol.

. Empleado por los mauritanos contra la malaria, la fiebre, la úlcera, las enfermedades de la piel y la lepra sirviéndose de las hojas, los frutos, la raíz y la corteza.

Se toman los frutos, la decocción de las hojas y de la corteza, y el jugo fermentado de la corteza o de la raíz.

231.- Rabany, Rábano silvestre (Raphanus raphanistrum)

. Planta herbácea anual de la familia de las crucíferas.

. Empleada en Mauritania para reforzar la digestión y el estómago, tratar los problemas gástricos y digestivos, como desinfectante general, para reforzar los huesos, ayudar a orinar, su jugo al mezclarse con la saliva trata las afecciones biliares y las del hígado, es recomendada para enfermos con desequilibrios térmicos, y evitar la caída del cabello. También para tratar la úlcera gástrica, los disturbios digestivos y equilibrar las secreciones estomacales.

Considerada de gran valor nutritivo por las vitaminas y hierro que contiene

.

232.- Red Kano Rubber (inglés) (Ficus platuphulla)

. Árbol.

. Los mauritanos emplean las ramas con hojas y la corteza para tratar la lepra y los dolores estomacales.

Se hacen infusiones con las hojas y decocciones con la corteza.

233.- **Remz, Reme** (Hammada scoparia Iljin)

. Arbusto.

. Los saharauis emplean las hojas verdes machacadas con algo de agua para aplicaciones sobre las picaduras de insectos, escorpiones y serpientes y paliar el efecto de su veneno.

La infusión con las hojas secas se usa, haciendo enjuagues, para tratar las infecciones bucodentales y aliviar el dolor.

Asimismo, el agua de la cocción de la planta se utiliza, aplicándola en la cabeza para evitar la caída del cabello. También se trituran sus hojas y se mezclan con *henna* y aceite a modo de emplasto para el mismo fin.

La ceniza resultante de la quema del tronco se mezcla con grasa animal como pomada cicatrizante de heridas.

234.- Ricino (Ricinus communis L)

. Arbusto de la familia de las euforbiáceas.

. Los mauritanos emplean el aceite extraído de las semillas como purgante y laxante.

. Se toma dicho aceite en dosis ajustadas a la edad y al objeto buscado (purgante o laxante). Unos 35 gramos son suficientes para facilitar la digestión de los alimentos. Se mezcla con otros alimentos para paliar su mal gusto.

En veterinaria el aceite caliente es empleado para limpiar las llagas purulentas de los animales; asimismo, las hojas frescas se colocan como apósito en las heridas con excelentes resultados.

235.- Rmed Suv (Ceniza de lana)

. Forma parte de algunos medicamentos *bidán* para tratar las úlceras y las heridas.

236.- Ruibarbo (Rumex alpinus L)

. Planta herbácea de la familia de las poligonáceas.
. Los mauritanos lo emplean para tratar los tumores, el frio, las enfermedades del hígado, del estómago, del páncreas y de los riñones, se emplea para curar la ictericia, la hidropesía en todas sus formas, actúa positivamente en las intoxicaciones, la tos crónica, el asma, la tuberculosis, las fiebres y la úlcera. Los médicos conocen el ruibarbo bajo otros nombres: el ruibarbo chino (el más eficaz), el turco, el negro y el animal.

237.- Saadán (Neurada procumbeus L.)

. Planta rastrera con frutos espinosos.
. Con el polvo resultante de triturar sus hojas y frutos secos mezclado con harina de cebada en agua, los saharauis confeccionan una papilla para tratar los problemas digestivos y sus dolores.
Sus frutos verdes se pueden usar como alimento.

238.- Saair (Cebada; Hordeum vulgare y otros tipos)

. Planta de la familia de las gramíneas.
. Los *bidán* la consideran medicamento frio y seco.
Sus granos son buenos para los nervios y el corazón y para activar el hígado.
Se tiene por hidratante y es empleado para las enfermedades del pecho, para el crecimiento de los niños, tratar la debilidad del estómago y de los intestinos, ayudar a la secreción biliar, combatir la hipertensión y las fiebres tifoideas. Su salvado, bebido con agua caliente y azúcar provoca vómitos para limpiar el estómago.
Contiene gran cantidad de proteínas, sales minerales y vitaminas por lo que se emplea como alimento.

239.- Sabun (Jabón blanco)

. Empleado para los baños (higiene preventiva) y para limpiar las heridas. Asimismo, tomado adecuadamente favorece la digestión. Se le añaden también plantas olorosas para sanar con la aspiración de su olor.

240.- Sacum (Asparagus altissimus Mumby)

. Arbusto.
. Los saharauis y mauritanos con sus hojas hacen una infusión en agua para tratar los dolores gástricos y la diabetes.

Sus frutos maduros se introducen en el té para facilitar las digestiones pesadas.
Dichos frutos y los tallos verdes más tiernos se emplean como alimento.

241.- Sallakha (Fruto del álamo)

. Machacado, mezclado con leche caliente o con los alimentos, es tratamiento eficaz para los dolores.

242.- Sanghou o Sangho (Dalbergia melanoxylon)

. Árbol. Especie integralmente protegida en Mauritania por la ley n° 97-006 del 20.01.97.
. Empleado para tratar la diarrea y la sífilis utilizando las hojas, la corteza, las semillas y la raíz.
Se toma la raíz y la corteza mezclada con el fruto del Baobab; con las hojas se preparan infusiones.
Su semilla (*edebe*) triturada es un remedio eficaz para tratar los orzuelos.

243.- Sandal (en árabe) (Sándalo, del griego Santalón; Osirys alba L)

. Árbol, arbusto o hierba de la familia de las santaláceas.
. Empleado en Mauritania para tratar las palpitaciones y reforzar la potencia sexual. Se utiliza sólo la parte externa.

244.- Sandal (en árabe) (Sándalo; Mentha gentilis L. o M. Citrata L.)

. Planta herbácea aromática de la familia de las labiadas.

. En Mauritania su aceite (producto perfumado) es indicado para la debilidad del estómago, el calor, el cáncer, las inflamaciones, también refuerza la potencia sexual y es empleado para hacer jabón y productos estéticos.

Empleada para las enfermedades del frío según el *Umda*, trata los tétanos (aplicada sobre las heridas neutraliza tal peligro), y es indicada para las enfermedades de los dedos (inflamaciones).

245.- Sbat (Stipagrostis pungens De Winter)

. Planta herbácea.

. Los saharauis cuecen sus hojas en agua o en leche; en el primer caso el resultado es empleado para tratar las infecciones urinarias y en el segundo para los dolores del costado.

Con la harina (*heraba*) de los frutos triturados, aceite y leche se prepara una papilla que se come en los estados anémicos.

Asimismo se dejan sus tallos en reposo en agua durante doce horas y luego beben su agua como diurético.

Sus tallos más finos recortados y envueltos en tela mojada sirven como tapón para reducir las hemorragias nasales.

246.- Schida (Ephedra alata Decue)

. Planta arbustiva.
. Los saharauis cuecen sus tallos en agua o en té para paliar las enfermedades respiratorias y el asma.
También, los tallos secos y triturados se mezclan con harina de centeno preparando una papilla que se come para aliviar las afecciones gástricas.

247.- Sdir, Sder o Esder (Azufaifo; Ziziphus mauritiana; Zizuphus lotus Desf.)

. Arbusto o árbol espinoso de escasa altura. Especie integralmente protegida en Mauritania por la ley nº 97-006 del 20.01.97. Hay varios tipos, cada uno con sus peculiaridades especiales. Se caracteriza por la dulzura de sus hojas y de sus frutos.
. Empleado para curar los cólicos, las inflamaciones del intestino, la hepatitis y las enfermedades venéreas utilizando los frutos y las hojas.
El zumo de la fruta (azufaifa: *nbeg*) se bebe como refrescante para quitar la sed y las hojas se comen como si fueran legumbres acompañando al cus-cus.
Asimismo trata las enfermedades del estómago, del páncreas y del hígado.
Por su valor alimenticio se emplea para el fortalecimiento del cuerpo, sobre todo para los niños, también se usa para tratar el dolor del estómago.

. Los saharauis mezclan sus frutos secos una vez machacados con leche caliente para reducir la fiebre, tratar las afecciones respiratorias, la hepatitis y la diabetes.

También comen, por su buen sabor, sus frutos maduros.

Con la corteza triturada se preparan infusiones, en leche contra las diarreas infantiles, y en té contra las enfermedades gastrointestinales y las picaduras venenosas.

Con la corteza de la raíz una vez seca se prepara una infusión que se bebe como anti diarreico y anti veneno.

El agua resultante de dejar en ella hojas secas trituradas durante un día se bebe para combatir la hipertensión y las afecciones gástricas.

Sus hojas y frutos no son buen alimento para el ganado.

248.- Selgh (Beta vulgaris)

. Planta.

. Empleada en Mauritania contra la anemia y para tratar las quemaduras.

Se toma el hervido de las hojas para la anemia y también las mismas se utilizan como apósito para las quemaduras.

249.- Semek (Pescado)

. Producto animal.

. Los *bidán* lo toman seco para tratar las enfermedades de la bilis y la diabetes. Así mismo es indicado para las personas convalecientes. También se emplea para tratar el raquitismo, favorecer el crecimiento y la falta de sustancias minerales.

Se utiliza su carne, el hígado, su aceite, y sus huevos. Para tratar las carencias aludidas se comen las partes indicadas cocidas, secas, solas o mezcladas con otros alimentos.

El aceite del hígado facilita la digestión y trata los males del pecho.

250.- Semsem (Sezanum orientalea)

. Planta.

. Los mauritanos emplean las hojas y las semillas para tratar los males torácicos. Ambas partes se comen si preparación.

251.- Séné (Acacia sene)

. Árbol que se encuentra en la *Trab el-Bidán* en los valles y dunas.

. Muy activo en el sistema digestivo (citado por el Profeta), facilitando la digestión ya que actúa sobre los músculos del colon permitiendo así una mejor evacuación.

Se emplea como purgante (considerado como el mejor de todos); por su gusto amargo y su sabor picante provoca nauseas y vómitos, es por ello por lo que ha de ser enmascarado con bebidas perfumadas o café.

Hay que tener cuidado en la dosis puesto que puede provocar males digestivos y contracciones. Por ello no se debe utilizar en los casos siguientes: enfermos del aparato digestivo, con inflamación gástrica, apendicitis, inflamaciones del útero, de la próstata, hemorragias y durante el embarazo.

Forma parte de otros medicamentos para tratar enfermedades de la piel, tales como el herpes, y de las articulaciones: parálisis, ciática y dolores dorsales. Actúa favorablemente en la reducción de peso.

252.- Sersar (Cassia occidentalis L)

. Planta herbácea.

. Los mauritanos la emplean contra la fiebre, el paludismo, las neuralgias y las torceduras utilizando las hojas, la raíz y las semillas.

Las hojas tiernas (jóvenes) se comen como legumbres, las semillas tostadas como café (café negro) y con la raíz se prepara una decocción.

253.- Siderítide o Siderita (Sideritis hirsuta L.)

. Planta herbácea de la familia de las labiadas.

. Empleada en Mauritania para cortar las nauseas, facilitar la digestión por su acción positiva, romper los cálculos, tratar la mordedura del escorpión, la fiebre amarilla y la negra.

254.- Sîr (Cebada; Hordeum Vulgare Linne)

. Planta de la familia de las gramíneas.
Como medicamento frio y seco en el mundo *bidán* sirve para tratar las enfermedades del calor, así como las del hígado y las palpitaciones.
Su grano se consume como alimento.

255.- Soupeme (Brassicia oleraceae)

. Planta.
. Empleada por los mauritanos para combatir la tos, tratar la diabetes, la anemia y la úlcera.
Se hierven las hojas y se mezclan con yema de huevo.

256.- Smar (Juncos rígidus Desf)

. Planta herbácea.
. Los saharauis emplean sus hojas secas en infusión con té para los ataques de asma.

257.- Sukkar Qand, Essuker (en tamahaq) (Azúcar cande)

. Azúcar piedra o pilón (en forma de proyectil de gran tamaño). Producto procedente de la caña de azúcar y la remolacha; acompaña gran cantidad de medicamentos para suavizar su sabor.
. En la *Trab el-Bidán* se emplea para tratar las enfermedades del pecho y de la garganta, ablandar

los intestinos y facilitar la orina. También forma parte de la alimentación.

Un pedazo en piedra de azúcar es empleado para absorber la sangre procedente de las incisiones efectuadas con lanceta sobre la conjuntiva palpebral al objeto de tratar unos ojos cargados de sangre; el enfermo ha de estar luego varios días en reposo y con los ojos tapados con lana de camello. Vale, así mismo, para retirar la sangre de las heridas (remedio popular).

Diluida en agua es utilizada para lavar al afectado por picaduras o por alergias (baños o lavados dos veces al día); al tiempo se prohíbe al alérgico el empleo de perfumes y fumar (prohibición extensiva a todos los visitantes); cubrir las zonas afectadas con goma arábiga y tomar alimentos especiales como el hígado del camello con azúcar e infusiones con dátiles ayudan a la curación.

Los saharauis hacen con el azúcar "pilón" pequeños supositorios para tratar afecciones de los intestinos. Asimismo, los vapores del azúcar en el fuego ayudan a la mujer, que se ha de acercar a ellos con las piernas abiertas, a acelerar el parto.

258.- Tabaka (en tamahaq) (Azufaifo, del árabe Az-Zufaizat; Zizyphus jujuba Miller)

. Arbusto o pequeño árbol espinoso.

. Sus frutos, azufaifas (colorados por fuera y amarillos por dentro, y de sabor dulce), frescos o secos, son empleados por los mauritanos y los saharauis como laxante, como anticatarral y expectorante (tomados solos o bebido el cocimiento con dátiles).

Para tratar el cólico (*toukhma*) y la diarrea se bebe una infusión hecha en leche de las hojas. Éstas, de sabor amargo, se pueden consumir también solas para tratar las mismas dolencias.

. Entre los tuareg se aplican sus hojas sobre la herida de la mordedura de la víbora (*tachelt*) después de sangrada y desinfectada.

259.- Tabalya (Khaya senegalensis-Ders)

. Árbol.

. Empleado en Mauritania contra la ictericia, la fiebre, la lepra, la esterilidad, la sífilis y como producto mágico. Se utilizan las hojas, la raíz la corteza y las semillas preparando extractos con cada una de las partes aludidas.

260.- Taghalit (Especie de mijo; Panicum miliaceum L.)

. Planta de la familia de las gramíneas.

. Medicamento frio y seco. Empleado por los *bidán* para tratar las enfermedades del calor y las del hígado. Se comen sus granos cocidos y se bebe el líquido de su cocción (*cherchek*) durante el día.

261.- **Takamazut (en tamahaq)**, Hinojo (Foeniculum vulgare Miller)

. Planta bienal o perenne, aromática, de la familia de las umbelíferas.
. En Mauritania es empleada para regular las secreciones, reforzar el cuerpo, regular el apetito, eliminar los gases intestinales, tratar el asma, los problemas de los nervios y favorecer las relaciones sexuales. También se utiliza como condimento en las comidas. A tal fin se emplean las semillas en infusión y su aceite.
. Los tuaregs la emplean para aromatizar el té, para tratar el dolor de estómago y de vientre, las reglas dolorosas y las afecciones hepáticas.

262.- **Talh o Talha, Abser (en tamahaq)** (Acacia raddiana Savi)

. Árbol.
. Empleado en la *Trab el-Bidán* para tratar los parásitos intestinales, las enfermedades y alergias de la piel. Se utilizan las hojas, la corteza (*guechra*), el fruto (*jarub*), las semillas (*chumban*) y su goma, denominada *ababak* o *maghfur*, entre otros nombres (dado en general para todo lo que sale, líquido o sólido, de toda planta dulce, que se come o se toma como bebida; los saharauis la denominan *elk*). La goma sale líquida y luego se seca, y puede ser de color rojo obscuro, blanco brillante, o negro obscuro.

Las hojas y la corteza en infusión se toman como vermífugo y para las enfermedades de la piel (la última infusión para tratar la rubeola); las hojas con la semilla de *niebé* (Vigna ungulata) para tratar la dermatosis alérgicas.

. Los saharauis toman las hojas frescas para tratar los dolores estomacales, y secas junto con la goma preparan una infusión en agua o se cuecen en leche para tratar las diarreas y los dolores gastrointestinales.

Asimismo, el polvo resultante de triturar la corteza seca se prepara en infusión con agua para aliviar la gastritis.

El fruto maduro, cocido y azucarado se come para tratar el estreñimiento y la gastritis; si se machaca y se mezcla en agua fría combate la diabetes y la hepatitis; y molido una vez seco se mezcla con harina de centeno y grasa animal para preparar una papilla que se toma en estados anémicos y de debilidad.

Las semillas se toman hervidas contra la anemia; molidas y mezcladas con harina de trigo se hace una papilla que alivia los dolores gastrointestinales; y si se trituran y se mezclan con el polvo de la corteza de la *talha* y *atil* se obtiene antiséptico para las heridas.

La goma en polvo disuelta en agua se extiende sobre las heridas para curar infecciones y sobre los forúnculos para madurarlos y extraer su contenido al despegar la goma solidificada, asimismo se emplea para tratar quemaduras y enfermedades de la piel; asimismo, dicho polvo mezclado con agua forma una pasta que se extiende sobre las fracturas para inmovilizarlas ya que al secarse se endurece.

También calentando la goma en agua se obtiene un líquido que, en gotas, se emplea para tratar las enfermedades oculares.

Contra las alergias y todo tipo de intoxicaciones se deja el polvo mezclado con agua, té o leche durante toda la noche y bebe a la mañana siguiente.

Y junto con carne de camello se ha de tomar diariamente para tratar la diabetes.

Asimismo, la mezcla triturada de hojas, frutos y goma disuelta en agua se considera eficaz contra la hepatitis y los dolores estomacales.

Los niños suelen masticar la goma como si fuera chicle y los pastores la mezclan con carbón vegetal de la *talha* para confeccionar un emplasto con el que atacan la sarna de los animales.

263.- Talh (Acacia polycantha Willd)

. Árbol.

. Empleado en Mauritania contra la disentería, los males del estómago y la sífilis utilizando la corteza, la pulpa y la raíz.

Se preparan bebidas de la decocción de cada una de las partes indicadas.

264.- Tamar, Tiene (en tamahaq) (Datil del desierto) (Phoenix dactilífera)

. Fruto de la palmera datilera (*nxal*).

La misma es la base del equilibrio del ecosistema en los oasis al crear el microclima indispensable para el desarrollo de las plantas que producen frutos alimenticios, tanto para los hombres como para el ganado. En Mauritania hay unos 310 oasis con 1.800.000 palmeras (menos que antes de la sequía pertinaz que sigue sufriendo el país), repartidos en las *wilayas* (regiones) del Adrar, Assaba, Tagant, Hodh El Gharbi y Hod El Chargui. De importancia y fama las existentes en los oasis de Chinguetti y Uadane (Mauritania); sus cuidados en la *Trab el Bidán* sieguen siendo los tradicionales.

Empleado como comestible (alto contenido en azúcar), para combatir los gusanos y parásitos intestinales y tratar las enfermedades de la piel (para el acné se emplean los dátiles masticados mezclados con mantequilla), también actúa positivamente para tratar la bilarciosis, las dificultades respiratorias y otras del pecho, las diarreas y, asimismo, limpia los parásitos del vientre.

Tomado con aceite de almendra y mantequilla caliente refuerza los sentidos y la sangre y es particularmente indicado para los bebés.

Con leche de cabra trata las enfermedades del pecho, para combatir la tos y atender la carencia de glucosa.

El dátil de la región de Adrar en Mauritania, denominado *tiguidert* o *tigder* (*berni* en árabe), amarillo, blando que no se compacta, alargado, grueso, dulce y fresco, es utilizado como alimento que previene el envejecimiento, actúa como tónico muscular y nervioso, combate la fiebre, la tos y para ayudar a la digestión cuando se han comido alimentos con exceso de sal. Se toman frescos, secos, mezclados con mantequilla o con la leche, enteros o troceados.

El pequeño y rojo es conocido como *lebhla*, es propio de las regiones de Adrar y Tagant en Mauritania; lo hay también amarillo con el mismo nombre.

El grande, que mancha la mano al tomarlo, es el *tmar* propiamente dicho; dátil que como medicamento recibe el nombre de *tigib*.

Otras denominaciones de los dátiles son las siguientes:

Tygeb, amarillo, blando, fuerte, de gran volumen, de líquido abundante y bastante dulce, no debe ser tomado con exageración ya que puede provocar la locura y la parálisis.

Agra, rojo, negro y blando (popularmente conocido por *homr adalde*), es consumido en todas las etapas de su crecimiento y es beneficioso para el estómago.

Falha, blando medio, entre el rojo y el amarillo.

265.- Tamat (Acacia ehrenbergiana Hayne)

. Arbusto.

. Los saharauis preparan una infusión en agua con sus hojas secas y troceadas para tratar las nauseas y los vómitos, la gastritis y el dolor de estómago, así como para evitar los abortos; también reduce el dolor de cabeza de las insolaciones.

Mezclado con leche caliente ayuda la expulsión del feto muerto.

El polvo de la trituración de sus hojas secas se aplica sobre heridas y quemaduras como cicatrizante y antiséptico.

La disolución de su goma, que es comestible, una vez triturada, se emplea, en gotas, para tratar afecciones y heridas oculares.

266.- Tarfa, Tamarisco o Taray (Tamarix gallica s.l.)

. Arbusto de corteza rojiza de la familia de la tamarináceas. El fruto recibe el mismo nombre.

. Los mauritanos, preparan en infusión la corteza en agua con azúcar y agua preparando una solución que corta las enfermedades del páncreas y otras.

. Los saharauis preparan una infusión con sus hojas secas para tratar la gastritis; mezcladas con la goma de la *talha* y azúcar se cuecen en agua, té o leche, para aliviar el reuma y curar las intoxicaciones; asimismo las hojas verdes se cuecen en aceite para obtener gotas contra el dolor de oídos.

267.- Tarfa (Tamarix senegalensis Dc)

. Arbusto.

. Los mauritanos emplean los frutos y las ramas con las hojas para tratar el catarro y la conjuntivitis.

El fruto se toma triturado y, así mismo, el polvo de las ramas y las hojas.

Mezclado el polvo de su fruto con el del *amur* y vinagre se forma una pasta que se aplica en la base de los dientes para aliviar el dolor provocado por las caries en los mismos.

Junto con agua y azúcar trata todas las enfermedades del calor como la bilarciosis.

268.- Tarfa (Tamarix-Sr)

. Planta.

. Empleada en Mauritania para tratar las dolencias dentales, los males de la caja torácica y pulmonares, y las heridas utilizando las hojas, los frutos y las cenizas de su madera.

Los frutos se comen, el polvo de las hojas se coloca sobre las heridas y el humo de sus cenizas seca las llagas (tratamiento dos veces por día).

269.- Tazaucanit, Tazaukennit (Salvia aegyptiaca L.)

. Planta arbustiva.

. Los saharauis hacen infusiones con sus hojas para reducir los dolores renales; secas, cocidas en leche, para tratar las enfermedades respiratorias, las enfermedades de la piel y las alergias; mezclado su polvo con harina de triga se toma para las enfermedades gastrointestinales y la hepatitis; y, también secas, mezcladas con las de *lerbian* y grasa animal se come contra los parásitos intestinales. También sirve para tratar la sífilis Asimismo, sus raíces son empleadas como palitos para la limpieza dental (*mesuaq*).

270.- Tehmira (Tomate; Azteca tomatl)

. Planta
. Al margen de su uso como alimento es empleado como diurético.

271.- Teidoum, Teydum o Baobab, Ndoumi (en tamahaq) (Adansonia digitata L.)

. Árbol de gran porte, denominado en el África Austral "gigante de la selva" (antes se encontraba en la zona sur de la *Trab el-Bidán*). Especie integralmente protegida en Mauritania por la ley n° 97-006 del 20.01.97.
. Se utilizan las hojas, la corteza, la goma, la pulpa de la fruta (cruda, cocida o seca en polvo), conocida como *teimakht* o *tejnakht*, también como "pan de mono", y las semillas.
Es empleado para tratar la malaria, los cólicos, el asma, los gusanos de Guinea, la diarrea (uno de los mejores medicamentos para combatirla siempre que no esté acompañada de otros malestares), la disentería, las dificultades de la digestión (es aconsejado para las personas que sufren de acidez), las inflamaciones, la fiebre, el raquitismo, las

dolencias dentales, las heridas, ayuda a curar las dolencias del corazón y a bajar la tensión arterial, actúa contra el desarrollo de las cataratas y proporciona inmunidad a la acción de algunas enfermedades tropicales. Después del tratamiento con esta planta se pueden producir fuertes estreñimientos.

Las hojas y los frutos se emplean contra la malaria, la fiebre, y los gusanos de Guinea, el líquido de la corteza hervida contra la diarrea, la disentería y los cólicos, la pulpa de la fruta seca, rica en vitaminas, contra el raquitismo, la goma para el asma, las heridas y los dolores dentales; los tallos se comen como los espárragos.

Su fruto se emplea para tratar las enfermedades del calor y las provocadas por el consumo excesivo de grasas, fija el vientre, trata la mala digestión y quita los dolores por comer alimentos en mal estado; su pulpa, mezclada con agua y azúcar, constituye una buena bebida para lo dicho.

En general las partes empleadas se rectifican o se mezclan con elementos de otras plantas; es aconsejable, si se toma el fruto, mezclarlo con leche y un poco de azúcar para reducir la acidez sobre el estómago. La corteza y las pieles de sus frutos se suelen emplear como combustible, las hojas tiernas como condimento para la elaboración de salsas y la pulpa triturada de sus frutos para perfumar bebidas

En África Austral se emplean sus hojas tiernas, además de cómo comestible, para confeccionar ciertos medicamentos, algunos para tratar los

dolores musculares y articulares, y sus frutos para tratar enfermedades intestinales y con su pulpa se preparan bebidas refrescantes.
En veterinaria, la goma de su corteza o el polvo de la cáscara de sus frutos, se utiliza para cicatrizar las llagas infectadas del ganado.

272.- Teyset, Teichet, Teychett o Teithet (Balanites aegyptiaca Del.)

. Árbol espinoso.
. Los mauritanos y saharauis emplean las hojas, la corteza, la raíz, el aceite de la planta y el fruto.
La infusión de sus hojas secas contra las infecciones bucodentales mediante enjuagues, para tratar el cólico, los males de vientre, la esterilidad, las enfermedades mentales, la epilepsia, la fiebre amarilla, la sífilis, el catarro y como vermífugo.
Las hojas, la fruta y el aceite de la planta es usado externamente para curar los catarros; la decocción de la corteza y de la raíz para el resto.
Sus frutos (*tuga, tuqga* o *tougé*), que recuerdan en su forma a los dátiles, los comen o beben el agua de su cocción, reposada toda la noche, para tratar la diabetes. Asimismo, triturado se toma con agua para curar las diarreas y colitis. También se aplica al cuerpo machacado y mezclado con mantequilla para tratar las enfermedades del frio y los accesos profundos.
A nivel popular el fruto es bueno para la diabetes, el riñón y el hígado. Se toma ablandado con leche o bien solo quitándole la piel.

La ceniza resultante de quemar los frutos se emplea como cicatrizante de heridas de todo tipo y para tratar las enfermedades de la piel.

. Los saharauis con la pulpa de la fruta una vez asada, reducida a polvo y mezclada con grasa preparan un emplasto para tratar las quemaduras (las mismas no se cubren tras la aplicación del mismo).

Asimismo, con las semillas una vez trituradas y humedecidas se prepara un emplasto para colocarlo sobre las espinas clavadas profundamente en la piel; al cabo de dos o tres días se produce la expulsión de las mismas.

273.- Teizekrelé (Piliostigna reticulatum)

. Árbol.
. Empleado en Mauritania contra la cefalea, las neuralgias, la tos y la úlcera utilizando las hojas y la corteza en decocciones.

274.- Terzuz (Cynomorium coccineun L.)

. Planta carnosa de pequeño tamaño.
. Los saharauis la comen asada para tratar problemas gástricos, diarreas y alergias. Con el polvo de triturarla seca se preparan infusiones en agua o leche para las enfermedades respiratorias, el asma y la diabetes.

275.- Teza (Aizoon canariense L.)

. Planta rastrera de pequeño tamaño.
. Los saharauis comen sus frutos para paliar los dolores intestinales.

276.- Tijjet o Tijtaye (Salvadora pérsica)

. Árbol.
. Los *bidán* emplean sus ramas finas como palito dental (*mesuaq o miswak*).
Asimismo cura el dolor de cabeza y la gingivitis, combate el mal aliento, aclara la voz, blanquea los dientes y la piel, aclara la vista y la mente, y ayuda a la digestión

277.- Tikifit (Combretum glutinosum Perott)

. Árbol.
. Empleado por los mauritanos contra el catarro, la malaria y la anemia.
Se utilizan las hojas, la raíz y las semillas. Las semillas verdes se toman machacadas; con las hojas y la raíz, se preparan infusiones.

278.- Tkik (Adenium obesum)

. Arbusto.
. Empleado en Mauritania contra los venenos, las úlceras, tratar las caries dentales y las enfermedades de la piel.
Se utiliza la raíz y el látex de la planta.

La raíz triturada se emplea contra los venenos (ella misma es un veneno fuera de las cantidades adecuadas); el látex para tratar las otras dolencias.

279.- Tin (Arcilla)

. Mineral sedimentario (silicato de aluminio hidratado).

. Diluida en agua la toman los *bidán* para todas las infecciones intestinales amebianas.

Está indicada para combatir los microbios, las intoxicaciones (*tessemoum*) y los malos olores del cuerpo. Trata igualmente la tuberculosis, el endurecimiento de las arterias, la vejez, la anemia, el cáncer, la debilidad física y moral, y la falta de concentración de minerales en el cuerpo.

280.- Tin El-Hadidi (Arcilla ferruginosa)

. Roca sedimentaria metamórfica de color rojo (Silicato de aluminio hidratado con oxido ferroso).

. Empleado por los *bidán* contra las enfermedades de los ojos, heridas y fracturas óseas.

Se aplica en los párpados para los ojos, se mezcla con mantequilla para las heridas y problemas dermatológicos, y con leche, goma arábiga y pelo de camello para constituir una pasta que sirve como escayola para las inmovilizaciones de las fracturas.

Diluido en agua es considerado uno de los mejores colirios; así mismo, ese agua se bebe para eliminar los gusanos y parásitos del vientre; también trata los dolores de cabeza y mata las pulgas.

281.- Titarek o Asabay (Leptadenia pyrotechnika)

. Arbusto.
. Los mauritanos emplean todas las partes de la planta que son eficaces para la gripe y los tumores. Da buen olor eliminando el del sudor y refuerza el cuerpo. Se emplea como colirio y para tratar la viruela. Con agua actúa positivamente sobre las enfermedades del calor.
El jugo de la planta se fricciona sobre las partes afectadas; los ojos se lavan con el mismo. Las semillas se toman maceradas.

282.- Toufah Cajou (Manzana de cajou; Anacardium Occidentale L)

. Árbol.
. Empleado por los mauritanos contra las irritaciones de la piel utilizando las ramas con las hojas, la corteza, la raíz y el zumo de la manzana.
El fruto se transforma en confitura o se bebe su zumo, las ramas y las hojas se consumen como legumbres, y con la corteza y la raíz se preparan decocciones.

283.- Tourje, Turgé o Nturje (Calotropis procera Ait. f)

. Arbusto (falsa euphorba).

. Empleado por los mauritanos para tratar la lepra (*yudam*), el catarro, los gusanos de Guinea, la sífilis y como calmante y fortificante estomacal.

Se utilizan todas las partes de la planta. Las hojas frescas específicamente contra los gusanos de Guinea.

Para las quemaduras se emplea el polvo de la planta mezclado con grasa; si la quemadura tiene herida abierta se echa dicho polvo en la misma (remedio popular).

. Los saharauis utilizan la ceniza resultante de quemar sus tallos reducida a polvo para desinfectar las heridas. También mezclada con grasa animal se prepara una pomada que aplicada sobre el pecho y los costados aliviando las enfermedades respiratorias. Para lo mismo se toma la cocción en leche de sus hojas.

284.- Trab (Tierra)

. Mojada (*elezaz*) con agua fresca, en cataplasma (*lazzazi*) aplicada sobre la cabeza actúa para combatir la fiebre. Si una persona cae de su montura y sufre dolores en el cuerpo se la introduce en una fosa, se la cubre con tierra un poco caliente y al cabo de una hora el doliente está curado.

285.- Trab sfar (Tierra amarilla)

. Mineral (arcilla con hierro).

. Empleado por los mauritanos para tratar las enfermedades con falta de hierro, la anemia, afecciones gástricas, ardores y gases. Complementa la debilidad de algunos alimentos. Para ello se bebe el resultado de su disolución en agua una vez cocida.

También se usa para eliminar los parásitos del vientre, las enfermedades de la bilis, y como colirio para el blanco del ojo y para la tiña.

Para las enfermedades de la bilis hay que tomarla cocida en agua o leche.

286.- Um el-lbeyne (Launaea arborescens)

. Arbusto. Especie de euphorba.

. Empleado en Mauritania para combatir las verrugas; lo primero que hay que hacer es buscar la primera de ellas, la considerada la madre de todas (*un zahul*) ya que, según la tradición si no se "mata" la primera que salió el tratamiento sobre las demás no tendrá resultado.

Para tal tratamiento se coloca encima y alrededor de cada una de ellas lo que queda después de la preparación del té. Cuando las verrugas se han ablandado se cortan con una cuchilla y se coloca encima leche de *um el-lbeyne* y hojas (*warg*) de *atil*.

287.- Vassoulia (Phaseolus vulgaris)

. Planta.

. Empleada por los mauritanos para tratar los males renales, la diabetes y las enfermedades de la piel. Se utilizan las flores, los frutos, las semillas y la corteza preparando extractos con cada una de las partes aludidas.

288.- Vegel (Raphanus sativus)

. Planta.
. Empleada en Mauritania contra los cálculos renales, para tratar las enfermedades del hígado y combatir la tos. Se emplean todas las partes de la planta, preferentemente las hojas que se comen directamente o se prepara una bebida con el hervido de la planta o de las hojas.

289.- Virnan, Vernan, Vernane o Evernan (Euphorbia balsamifera)

. Arbusto.
. Empleado por los mauritanos para tratar las enfermedades dentales, para estimular la lactancia, reducir el dolor de las mordeduras, como vomitivo y como laxante. Para los tratamientos se emplea su látex, la raíz y la corteza.
El látex se aplica directamente para los dolores dentales (no se debe emplear durante mucho tiempo ya que su extremada acidez puede romper los dientes); asimismo, el extracto de la raíz se aplica externamente para estimular la lactancia y reducir el dolor de las mordeduras; y la decocción de la corteza como vomitivo.

En la veterinaria tradicional se usa parea tratar la sarna de los camellos y las cabras: tras lavar bien la sangre de la región infectada se aplica el látex de la planta una vez por semana durante dos semanas y a la tercera se aplica una mezcla de grasa con fósforo en polvo.

290.- Vitex diversifolia

. Árbol de la familia de las verbenáceas.
. Los mauritanos emplean un extracto de la corteza para combatir los dolores dentales y tratar las enfermedades de la piel.

291.- Voustoukh el Halebi (Pistacia vera)

. Planta.
. Empleada en Mauritania contra las nauseas y la excitación nerviosa (como tranquilizante).
Se utilizan las semillas y el fruto; éste se hierve bebiéndose el líquido resultante.

292.- Vûl, Azz, Fez, Abid o Nefel (Vicia faba L.)

. Planta herbácea anual de la familia de las leguminosas.
. En el Sur de Mauritania se planta en las *sebkhas* (lagos secos) y charcas durante el periodo de las lluvias estacionarias; aparece en invierno y se cosecha en primavera.
Es considerado medicamento frio y seco.

Sus simientes (habas), cocidas en agua, tratan las enfermedades del vientre, esporádicas o crónicas.
Su fruto es bueno para la alimentación del hombre y del ganado, se emplea para tratar las enfermedades del calor y con leche fermentada o yogurt para curar el esputo negro.

293.- Vulvul (Pimienta; Piper nigrum)

. Arbusto.
Medicamento cálido y seco. En Mauritania mezclado con azúcar trata la migraña, y con leche hervida con azúcar las enfermedades del pecho debidas al frio.

294.- Xal o Bneygar (Vinagre de manzana)

. Es un vinagre de la mejor calidad destilado del zumo de la manzana citado en los *Hadits* del Profeta.
Refuerza el cuerpo, combate el frio corporal, trata las quemaduras, los dolores de cabeza, la angustia, la tuberculosis, las heridas y las picaduras y mordeduras de los insectos.
Forma parte de otros compuestos medicinales para tratar las pecas u otras alteraciones de la piel.

295.- Xenenia americana L.

. Árbol.
. Empleado por los mauritanos para tratar la enfermedad del sueño, la fiebre, las enfermedades

mentales y la lepra. Para ello utilizan los frutos y la raíz.

El fruto se come o se bebe su zumo; con la raíz se prepara una pomada.

296.- Xrar (o Hrar) Aanz (Excremento de cabra)

. Producto animal.

. Los mauritanos tratan con el mismo los tumores debidos al calor y las enfermedades del páncreas.

297.- Xrar Begra (Excremento de vaca)

. En Mauritania se aplica sobre la piel para tratar los tumores (en algunos casos se la hierve previamente en orina humana); sobre una herida fresca la cura; suprime los efectos de los alimentos picantes; mezclada con *jamira* trata los enrojecimientos de la piel; con mantequilla ayuda a la cicatrización de las llagas, una vez untada la herida se pasa por encima varias veces una barra de hierro caliente.

298.- Xrar Yemal (Excremento de camello)

. Empleado en el Sáhara Occidental, antes Sáhara español, para curar las anginas (*saheb*) en los niños; a tal objeto, se toman siete bolas del excremento citado y se colocan en fila sobre un pañuelo que luego es apretado al cuello del niño enfermo, pañuelo que debe llevar durante dos días para lograr la curación.

299.- Yasimin (Arabe-persa) (Jazmín; Jasminum officinale L.)

. Arbusto de la familia de las jazmíneas-oleáceas. Flores amarillas y blancas muy olorosas.
. Empleado por los mauritanos para tratar las enfermedades provocadas por el frio, la parálisis, la migraña, los nervios, los dolores de cabeza y hacer brillar el cuero cabelludo. También se emplea para preparar perfumes.
Se utilizan las flores y su esencia.

300.- Yenyabil o Zenyabil (Arabe) (Jengibre; del latín Zingiberem)

. Planta de la India de la familia de las cingiberáceas. Su rizoma es muy rico en proteínas, de olor aromático y sabor acre y picante.
. Para los mauritanos abre el apetito y favorece la secreción de las glándulas y trata las enfermedades de la piel. También se emplea como condimento.
Se come su rizoma y se emplea su aceite sobre la piel.

301.- Yetha o Jarkaya (Pterocardus erinaceus)

. Árbol. Especie integralmente protegida en Mauritania por la ley n° 97-006 del 20.01.97.
. Empleado para tratar la úlcera y la disentería con las hojas y la corteza.

Se prepara un baño con las hojas y una bebida con el resultado de la decocción de la corteza.

302.- Zavran o Zafrán (Azafrán; del árabe *zaferán*: amarillo. Crocus sativus L.)

. Planta bulbosa de la familia de las Iridáceas.

. Para los mauritanos actúa positivamente sobre el humor (espíritu vital), refuerza los huesos y potencia el deseo sexual; trata también las palpitaciones (fortifica el corazón).
También utilizan como purgante los frutos del *zafrán* bastardo o salvaje, conocido como romí o morisco (Alazor, Carthamus tinctorius L.).

303.- Zeitoum o Zeytun (Olivo; Olea europaea Ssp Sylvestris)

. Árbol.
. Empleado por los *bidán* para tratar la diabetes y equilibrar la tensión arterial. Utilizan las hojas, el fruto (aceituna) y su aceite (*lilianthe*).
Las hojas se hierven y se bebe el líquido resultante, las aceitunas y el aceite se toman solos o mezclados con otros alimentos.
Las manchas negras de los pies (que tanto molestan a las mujeres) persistentes a pesar de lavados se quitan tratándolas con la mezcla de medio vaso de aceite de oliva y otro medio de zumo de limón; para ello se masajea la mancha con los dedos untados en la mezcla citada durante quince minutos

y luego se lavan con agua templada; la operación se ha de repetir varias veces (remedio popular).

304.- Zemzem (Agua del pozo de Zemzem de La Meca)

. Ayuda en la curación de todas las enfermedades.

305.- Zraa, Zrah o Dchene (Mijo o borona de Filipinas; Panicum miliaceum L.)

. Planta de la familia de las gramíneas.
. Empleado por los *bidán* como producto alimenticio y forma parte de variados medicamentos; asado (*sewigh*) y con azúcar para el tratamiento contra el paludismo (*tewrjatt*).
Su polvo se emplea para tratar las enfermedades del calor, los vómitos provocados por éste y las enfermedades mentales. Es consumido hervido y mezclado con agua o leche.
Existen variedades distintas de mijo: *azz* (mijo salvaje), *mutri* (mijo pequeño), *taqallit* (mijo grueso blanco), *brisne* (mijo sorgo), y *daxne* (mijo grueso pardusco)

FUENTES

La mayoría de los datos presentados han sido fruto de la información oral recogida de diversos *tebibs* de la *Trab el-Bidán*, así como de personas que, viviendo aislados en el interior del desierto, conocen de la aplicación de algunos remedios tradicionales.

A ello hay que sumar, como complemento, entre otros, los datos extraídos de la traducción de algunos textos de médicos antiguos tales como: *El Umda* ("La base" del médico, poema sobre la medicina mora), *Lista establecida de algunas enfermedades y sus tratamiento en hazañilla para facilitar su vulgarización, Respuestas médicas a algunas cuestiones de Hady ould Mahamdy el Alewi*, obras de Aouffa Ould Abou Bekrin (médico tradicional mauritano); *Mandumatu fi at tebib al insani, min sagirihi ila quibarihi* ("Sobre la medicina y régimen a seguir por el género humano desde la infancia a la vejez"), de Chej Ma El Ainin (medico tradicional saharaui); y *Enciclopedia de arabización de las plantas mauritanas*, de Chighali Ahmed Mahamud Ghal-Lavi (el "Chinguitiano"; médico tradicional mauritano).

Y como apoyo para la concreción de algunos datos, la obra *Plantas medicinales. El Dioscórides renovado* (P. Font Quer, 1998) y *La Flora de Mauritania* (J.P. Barry y J. C. Celles, 1991).

Asimismo, hemos contado con el apoyo de datos extraídos de *Estudios saharianos*, de Julio Caro Baroja (1990) y *Trois français au Sahara occidental (1784-1786)*, de Maurice Barbier (1984).

NOTAS

[1] La Organización Mundial de la Salud (OMS) la define como el conjunto de conocimientos que se utilizan para localizar y tratar trastornos físicos, psicológicos y sociales y que están basados únicamente en experiencias y observaciones de generación en generación de forma oral o escrita. No importa si su eficacia se puede explicar utilizando métodos científicos o no. La medicina tradicional comprende un amplio abanico de técnicas, que van desde la utilización de plantas hasta las prácticas espirituales con las que se cura al paciente, con la ayuda de unas supuestas fuerzas sobrenaturales. Asimismo, dicha organización reconocía en el 2002, que un tercio de la población carece de acceso regular a los medicamentos clásicos principales y recurre a estos métodos curativos debido a su bajo costo.

[2] Límites de la *Träb El-Bidän* :
. Norte: el rio *Wäd Drä* desde su desembocadura hasta donde deja de ser subterráneo, continuando luego hacia el Este en la línea definida por *Tinfusi-Gemilas-Häsi Bü Bernüs*.
. Oeste: el Océano Atlántico.
. Sur: el rio Senegal hasta *Kaiheidi*, luego la línea *Kaiheidi-Artemu*-norte de *Yelimane*-Norte de *Nioro* del Sähel-Norte de *Balle*-Norte de *Nära-Nampäla-Lëre*-Límite Norte de Inundación del rio Níger hasta *Timbuktu*.
. Este: desde *Timbuktu*, pasando por el Oeste las estribaciones del *Yebel* (montaña) *Tïmetrïn*, hasta *Häsi Bü Berüs*.

[3] Los tuaregs se llaman a sí mismos *kel tamasheq* ("los que hablan *tamasheq*); lengua propia de los *amazight* o *imazighen*, bereberes del norte de África.

[4] Como ejemplos de lo dicho, sirvan los dos pequeños cuentos siguientes:
La competición de los médicos:

Una vez, el gran médico tradicional Aufa invitó a un médico moderno francés y le propuso una competición para quien de los dos detentaba las claves llave de la medicina. Entonces decidieron que cada uno prepararía una receta mortal para que el otro la tomara y que aquel que se salvara a si mismo sería realmente un gran médico.

Aufa fue el primero en presentar su receta; la misma estaba compuesta de gran cantidad de grasas animales. El francés, por su parte, presentó un veneno.

Aufa fue el primero en tomar el medicamento que el francés le ofreció; al tiempo señaló a sus compañeros que le dieran de beber luego permanentemente grandes vasos de leche de camella para obligarle a vomitar. Así, al cabo de algunas horas, Aufa recobró la salud.

Ese fue el momento para que el francés comenzara a tomar la grasa entregada por Aufa; al cabo de un rato, el francés comenzó a sentirse indispuesto a pesar de sus remedios, y no sabiendo que hacer pidió ayuda a Aufa.

Entonces éste le hizo seguir el mismo camino que él había seguido para curarse: le hizo beber y vomitar, beber y vomitar..., hasta que su cuerpo expulsó toda la grasa ingerida. Momento, una vez curado, en el que reconoció que la medicina tradicional de Aufa era muy eficaz.

La sopa y la medicina:

La *n´cha*, o sopa, ocupa un lugar importante tanto en la antigua como en la nueva sociedad mauritana y saharaui. Esta importancia se recoge en la siguiente historia:

Dos médicos tradicionales tenían la costumbre de hacer una gira por las localidades y campamentos para atender sus habitantes, curándoles de sus enfermedades y sufrimientos.

Durante la última gira repartieron muchos medicamentos tradicionales de origen vegetal y aconsejaron leer algunos pasajes del Korán para el caso de que los mismos no pusieran remedio a la enfermedad.

Una vez, los médicos, cuando estaban a punto de entrar en una pequeña villa, observaron una gran humareda que salía de ella.

-¿Qué es aquel humo de allá?- Preguntó uno de los médicos.

-Es el humo de la *n´cha*- respondió el otro.

- ¡Vámonos!-dijo entonces el primero-las gentes de esta villa saben currarse por sí mismos y no necesitan nada de nosotros ya que la *n´cha* trata todas las enfermedades.

Y oído lo dicho en ninguna cocina mauritana faltó jamás la *n´cha*.

[5] La mujer como sanadora es citada en por algunos estudiosos árabes de la "Medicina Profética", haciendo referencia a pasajes antiguos en los que la mujer en tiempos del Profeta Mahoma curaba a los heridos en la guerra contando con permiso para ver las partes ocultas del hombre con intención de sanar. Dichas mujeres aprenden generalmente de sus madres los tipos de plantas u otros productos a emplear y en su familia hay una larga tradición de *tebibas*.

[6] La *baraka*, considerada por algunos como la suerte, es en la *Träb el-Bidán* la cualidad otorgada por Allah a ciertas personas y cosas a las que bendice y transmite prosperidad y fecundidad

[7] Datos extraídos de *Tres franceses en el Sahara Occidental. 1784-1786* de Maurice Barbier (Editorial L´Harmattan. 1984. París) y de *Viajes y exploraciones del Sáhara Occidental en el siglo XIX* del mismo autor (Editorial L´Harmattan. 1985. Paris).

[8] Es el encargado de presidir y dirigir la oración del pueblo entre los musulmanes.

[9] Por cuanto siguen en sus nomadeos los lugares con pastos, fruto de la lluvia.

[10] En cuanto a las enfermedades "antiguas" del desierto, aumentadas con las nuevas "venidas de fuera" junto con la medicina "europea", según piensa el nómada, las más habituales, entre otras, eran la sífilis, la blenorragia (*berd*; denominación que acoge a otras dolencias tales como la cistitis, la uretritis, la prostatitis, la dermatitis,...y otras infecciones urinarias); diversas enfermedades respiratorias englobadas bajo el término de *igindi* (a las más afecciones más corrientes se las denomina el "pequeño frio"), entre las causas para la misma se alude a la sal, al picante, al té fuerte, a la respiración de humos procedentes de la quema de la basura y del aceite, a los olores procedentes de los excrementos y de los animales muertos; la tuberculosis pulmonar (*kahal el Beida*), enfermedad más difícil de contraer en tiempos anteriores a la llegada de los europeos; la otitis, la afonía, los cólicos, las cefalalgias, la sarna (*yerab*), la viruela, la ictericia (*bosfor*), el asma, la hidropesía, la gastroenteritis, los parásitos intestinales, las diarreas, los tétanos, enfermedades diversas de la piel, la lepra y el paludismo, enfermedad en general desconocida por el *bidán* (cuando se producía se trataba como si fuera una fiebre normal), propia de las zonas próximas al rio Senegal.

[11] Las mordeduras de la *lefa* (víbora cornuda propia del Sáhara; *tachelt* en tuareg) se curan abriendo la herida y apretando o succionando mediante un cuerno de cordero abierto por los dos extremos (la parte fina en la boca), luego se lava la herida y se trata con sal o cauterio. La picadura de alacrán, se trata de forma similar; hay que tener en cuenta que aquellos que son negros en la cola con el cuerpo rojo o amarillo son considerados más peligrosos que aquellos de color todo negro. En el norte se consideran los amarillos los peores. Respecto a los alacranes o escorpiones los habitantes de la *Träb el Bidán* suelen decir: antes cuidado, después Incha Allah (lo que Dios quiera).

[12] Las suturas no se suelen emplear; si la herida abierta es muy grande se suele emplear un vendaje opresivo y también, caso de poder fabricarse, se pueden emplear una especie de grapas de oro preparadas por el herrero.

[13] Ver nota 4.

[14] En Mauritania hay varias familias de importancia de médicos tradicionales *chinguitanos* (en mayor número que en el resto de la *Träb el Bidán*), algunos de ellos con consulta abierta en Nouakchott o en Nouadibou. En los campamentos saharauis de Tinduf, hay también médicos tradicionales al lado del servicio médico oficial. Y entre los tuaregs hay, como en Mauritania, familias dedicadas a la medicina tradicional desde el tiempo de los grandes nómadas; terminado el periodo de nomadeo, amén de la continuidad dada por médicos tradicionales establecidos en campamentos y localidades, aparece el grupo Dankhoulo dedicado a dicha medicina con continuidad y de manera pública.

[15] Auffa (Awfa u Ouva) uld (o ould: hijo de) Bubakar (o Awfa Ibnou Abibekr) uld Abdallahi uld El Fagha Massar (otros le citan como Aufa uld Abu Bekrim uld Et-Fagha Massar; 1780-1850), de la tribu *Idatchfagha*, fracción del grupo *Tachomcha*, que nació en el año 1237 de la Hégira (1817 de la Era Cristiana) en la zona de Iguîdi (localidad al Norte de Mederdra) de la región mauritana de Trarza (hoy la VI).

La tribu Idatchfaga, numerosa en término medio, es una de las cinco de Tasumsa (de los bereberes de Taroudant llegados a Mauritania en el siglo XIV) y se dicen descendientes de Sulayman bent (hijo de) Abd Allah al-Kämil bent al-Hassan al-Mutanna bent al-Hasan al-Sabt bent Ali, perteneciente a la clase Zwäyat es-sems, es decir de aquellas compuestas por religiosos que no estaban bajo la protección de las tribus guerreras, por ello , independientes y fuera de tributos (en algún caso sólo parcialmente). Dicha tribu se ubica geográficamente en Trarza, región de El-Mederdra, y cuenta con las siguientes fracciones principales: Iduh Madanallah, Uläd Hubbuini, Uläd Hand e Idegbahanni; cada fracción cuenta con su propio Cheikh no existiendo uno para la tribu; están emparentados con la tribu Uläd Daimän, también Zwäyat es-sems; y han mantenido desde antiguo relación con la tribu emiral (militar) de Trarza: arab (guerreros de buena reputación), Uläd Ahmed Min Daman". Otros autores señalan el origen bereber de la tribu (bereberes que llegaron a Mauritania en el s. XIV procedentes de Tarudant). A la fracción "Uläd Hand", de la tribu que tratamos, perteneció el médico tradicional Auffa.

[16] Relativo a los *marabús*, señalar que aquí tal término se ha de tomar en el antiguo mauritano procedente de la época de los Almorávides. Entonces, la persona así definida era considerada como un profesor, un hombre de religión y un sabio al mismo tiempo. De todas formas dicho "título" no era empleado habitualmente ya que se consideraba normal que todo hombre llegara a lo largo de su vida a transformarse en un hombre de saber y de conocimiento. El primer *marabú* conocido fue Abdellahi Ibn Yassine (muerto en el 451 de la Hégira), "consejero" del fundador del Estado de los Almorávides, Yahia Ibrahim Al-Gandali. Por otra parte apuntar que el calificativo de "marabútica" a una tribu lo es en atención a su carácter religioso, lo que implica dedicación a tal asunto; tal tipo de tribu aparece en la historia mauritana tras el fin de las guerras tribales "moras" al separase los *marabús* de aquellas guerreras que los defendían en tanto en cuanto ejercían la función de justificar desde el punto de vista religioso sus intervenciones armadas. La consideración actual de *marabú* tiene poco que ver con la antigua.

[17] La tribu *Idawali*, numerosa, tiene origen religioso (*Zwayat es-sems*), repartiéndose en diferentes fracciones en las regiones mauritanas de Adrar, Taganet y Trarza.

[18] El *imam* Lemrabot Mohamed Vall Uld Muttaly Uld Mohamedhen Uld Amar (arbol genealógico terminado en el *cherif* -descendiente del Profeta- de la familia *Idriss*, conocido por Mohamed "llamado" Ebeu Bezoul), perteneció a la tribu *Tendekha* (o *Tendega*) y dentro de ella a la fracción (dentro de las siete de la tribu) *Ahel A´mar Egdebïya*; tal tribu, como la de Auffa, también tiene la consideración de *Zwayat es-*

sems; tribu ubicada en la región de Trarza , el Insiri, Brakna y el Sweil-El-Abiad, y de gran prestigio religioso en atención a su santidad (de ella salieron varias personalidades religiosas) y sus conocimientos científicos relacionados con el Islam. Datos según Haimedde Uld Ndjubnane Uld Muttaly (muerto el 1328 de la Hégira e hijo del hermano de Lemrabot) recogidos en su obra *Khatimetu Ennesseb*. Su tumba, en la actualidad venerada, se encuentra en el lugar denominado Nuamar (nombre de origen bereber), al Sur de Nouakchott (pista al Este-18 km,s-del km. 56,800 de la carretera de Nouakchott a Rosso).

[19] La venerada tumba de Auffa se encuentra en el cementerio de *Tendhab*, situado a unos 25 km,s al sur del Km. 80 de la "Ruta de la Esperanza" (carretera Nouakchott-Butilimitt-hasta Nema).

[20] Las tres últimas obras citadas (manuscritos) se encuentran en la Biblioteca Nacional de la República Islámica de Mauritania en Nouakchott.

[21] Los miembros de la familia Auffa, la mayoría intelectuales, se encuentran dispersos fundamentalmente por la región de Trarza, la mayoría entre Mederdra y Tindeila y otros en la capital, Nouakchott; todos ellos saben de la medicina tradicional de su ancestro Auffa.

[22] De dicho texto hemos conseguido una fotocopia de una copia manuscrita realizada en su día por Sidi Mohamed Ben Dah Ben Daddah Ben Mokhtar Ben Heiba, fallecido en 1328. La misma presenta algunos errores en palabras propios del copiador así como algunas ampliaciones que no figuran en el texto original. En la Biblioteca Nacional de Mauritania (Nouakchot) hay una traducción al francés, aunque incompleta, de Mohamed Ould Ebnou Abden, de Boutilimit, con prólogo de Paul Dubié, Administrador Adjunto de las Colonias.

[23] El autor, en su afán de conseguir la rima añade en ocasiones palabras que a veces nada tienen que ver con el concepto expresado. Por ello, en la traducción, para buscar el sentido de algunas frases se hizo necesaria la consulta a quien entendiera de medicina y farmacia tradicional y árabe.

[24] Está escrito en árabe literal con algunas palabras (mínimas) en *hassaniya*.

[25] En algunas copias aparecen hasta ocho capítulos.

210

---

[26] En ocasiones se citan enfermedades y medicamentos que no son conocidos en Mauritania lo que es fruto de las influencias externas a la hora de confeccionar el *Umda.*

[27] Diversos estudios aseveran lo dicho. Entre otros, el realizado por la Universidad de Duke (Carolina del Norte en los EEUU) afirma que las personas religiosas tienen un 40% menos de probabilidades de sufrir una presión sanguínea alta al encontrar paz y esperanza en una situación desesperante ya que dichas personas reaccionan de forma diferente ante tal situación (así sufren menos depresiones, ansiedad o tensiones a lo largo de su vida, factores desencadenantes de enfermedades coronarias).

[28] La rábida (del árabe *räbita*) era una ermita o convento de monjes guerreros y en algunos casos fortaleza militar y religiosa que se edificaba en la frontera con los reinos cristianos.

[29] El primer *marabú* conocido fue Abdellahi Ibn Yassine, muerto en el 451 de la Hégira (1059), consejero del fundador del Estado almorávide, Yahia Inb Ibrahim Al Gudali (la lista de los *marabús* de aquellos tiempos, recogida en algunos textos mauritanos, no es nada corta).

[30] La misma procede de lavar la escritura de los pasajes del Corán escritos con tinta en las tablas de los alumnos (*telmid*; de entre 6 y 15 años) que estudian el texto sagrado.

[31] Estaba mal visto demostrar hambre o sed (ansiedad en el comer o en el beber) y sobre todo en presencia de personas de más edad, en el caso de que se coma con ellos (caso de los niños). Por otra parte, algunas partes del animal degollado bajo el rito islámico no se comían en algunas *jaimas* de jefes moros en atención a que cada una de ellas era atribuida a una determinada casta o nivel social: por ejemplo, la cabeza era comida por los herreros, los riñones y el hígado cocido por las mujeres, el corazón ablandado para los marabús, las patas, las tripas para aquel que mata y despieza el animal, el cuello y el estómago lleno de los restos sobrantes por los esclavos. También algunos jefes guerreros no comían más que carne de las piezas que ellos mismos cazaban, o no comían carne por la noche para no ser comparados a los animales carnívoros salvajes, y otros despreciaban los alimentos venidos de fuera por considerarlos al margen de las tradiciones moras. Por otra parte, a los niños y a las mujeres se les cargaba de prohibiciones: el bazo no se podía comer mientras el padre

estuviera vivo (si lo come se creía que podía tener intenciones parricidas), el tuétano de los huesos por endurecer el ojo y llegar a ser lascivo prematuro, así mismo partir los huesos con los dientes y chupar azufaifa para evitar daños en los dientes, etc.

[32] No hay que olvidar las referencias a la alimentación en la "Medicina Profética", tanto en general como en concreto para el tratamiento de las enfermedades, en atención a su influencia en el *Umda* y en muchos de los diferentes textos médicos existentes en la *Träb el-Bidán*; a continuación citamos algunas de ellas: "Cada vez que sea posible curarse por la alimentación, no se recurrirá a los medicamentos y cada vez que sea posible utilizar el medicamento simple, no se recurrirá al medicamento compuesto". "La adopción de un régimen moderado de alimentación que atienda las necesidades del cuerpo es de una gran utilidad para el organismo. Los alimentos son clasificados en tres categorías: la primera concierne a la alimentación necesaria, la segunda aporta satisfacción y la tercera es relativa a al exceso. "El Profeta dijo que algunos bocados son suficientes para dar al hombre la energía necesaria sin quedar sin fuerzas. Si el hombre sigue esta regla, es recomendado llenar un tercio de su estómago con la comida, el otro tercio con agua, mientras que el último tercio queda para la respiración. Esto es benéfico para el cuerpo y el corazón...". "Como el cuerpo humano está formado por tres elementos: uno terrestre, un segundo aéreo y un tercero acuoso, el Profeta repartió su alimentación, su bebida y su respiración en esas tres partes". "El Profeta dijo una vez: "el régimen alimenticio es un medicamento" y también "el estómago es la casa del mal".

[33] Idioma propio de la etnia fulaní de África occidental extendido por Senegal, Camerún y Sudán y los residentes en la *Trab el-Bidán*. Es conocido también por peul, fula, fulani, fulbé o fufulbe.

[34] Idioma propio de la etnia del mismo nombre de África occidental extendido por Senegal, Gambia y los residentes en la *Trab el-Bidán*.

www.ingramcontent.com/pod-product-compliance
Lightning Source LLC
Chambersburg PA
CBHW072220270326
41930CB00010B/1926